AF266764

ESSAI

HISTORIQUE

SUR

LA MÉDECINE

EN FRANCE.

4219

ESSAI

HISTORIQUE

SUR

LA MÉDECINE

EN FRANCE.

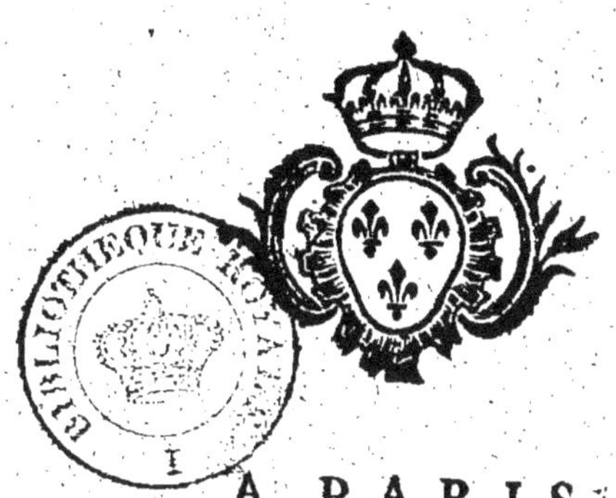

A PARIS,

Chez LOTTIN l'Aîné, Libraire-Imprimeur
de Monseigneur le Duc de BERRY,
rue S. Jacques, près S. Yves, au Coq.

MDCCLXII.

Avec Approbation, & Privilége du Roi.

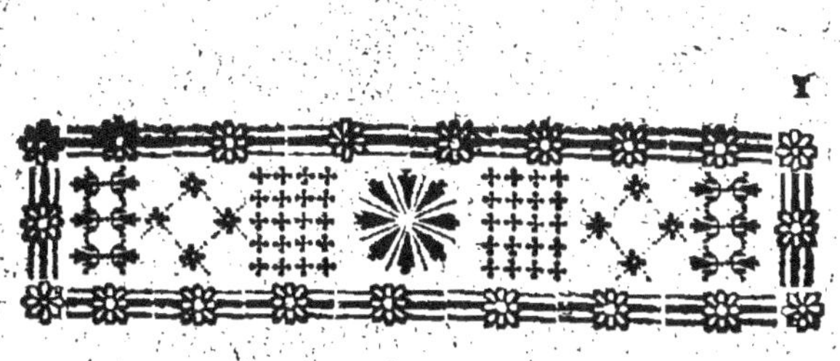

PRÉFACE.

MON DESSEIN étoit d'abord de ne rien mettre au jour, que je n'euſſe rédigé tous les Mémoires que j'amaſſe depuis long-temps, ſur l'Hiſtoire de la Médecine en France, principalement ſur l'origine de la Faculté de Médecine de Paris; ſur les Médecins qui ſe ſont le plus diſtingués dans cette Compagnie; enfin ſur les maladies Epidémiques & contagieuſes les plus univerſelles.

Je voulois non ſeulement ſortir du cahos de l'origine, mais encore arriver au ſiécle de François I, la plus célébre Epoque pour les Sciences. Mais j'ai cru devoir m'arrêter au Quatorziéme fiécle. J'ai befoin de preffentir le goût du public, & fur-tout ce-lui de mes Confrères, pour m'encourager à fuivre un projet, dont mille obftacles pourront me détourner. Il me paroît auffi fort néceffaire de prévenir d'avance que plufieurs Médecins de notre Faculté ont eu le même deffein que moi ; mais que leurs Ouvrages pour la plûpart font difperfés. Peut-être pourra-t-on les découvrir & on voudra bien me les communiquer ?

A la tête de ces Médecins on trouve René Moreau, un des plus Sçavans de fon fiécle. Dans la vie de Briffot ancien Médecin de la Faculté, il parle d'une Hiftoire (*) des Médecins les plus célé-

____

(*) *Mores Briffoti ingenuos, infignem Litteraturam, propaganda Doctrina Hippocratica & Galenica ftudium, confilium exterminanda è Medicinâ barbariei, utilitatis publica promovenda affectum & incredibilem propenfionem, uno verbo ejus vita totius hiftoriam ex libro*

bres de Paris, comme d'un Livre
prêt à voir le jour.

Denis Dodart, père du premier Médecin du Roi, de l'A-
cadémie Royale des Sciences,
connu par des Mémoires fur les
Plantes, fur l'Hiftoire Naturelle
des Animaux & fur la tranfpira-
tion, (au rapport de Daniel le
Clerc, dans fa Préface de l'Hiftoire de la Médecine), travailloit
auffi à la vie des Médecins. M.
Dodart fon petit-fils, Confeiller d'Etat, Intendant de la Gé-
néralité de Bourges, m'a dit avoir
vû dans fa jeuneffe ces Mémoires
Manufcrits, & ne peut croire
qu'ils foient perdus.

Du Boullay, Hiftoriographe de

noftro de Parifienfibus Medicis illuftribus, quem
tibi (*lectori Philiatro*) jam affectum adorna-
mus, *depromptam exhibere nobis vifum fuit*,
*ne quid ad hujus libri complementum fupereffe
conquereris.*

De *fanguinis miffione in Pleuritide*, Authore
Renato Moreau D. M. P. paginá 80. Parifiis
1622.

a ij

l'Université, parle d'une Histoire des Médecins de Paris, faite
par Jacques Mentel, Médecin
de la Faculté, & connu par quelques ouvrages de recherches.

Guy Patin paroît occupé, dans
ses Lettres à Belin, Médecin
de Troyes, du projet de faire
l'Histoire de la Faculté de Médecine ; & certainement il étoit
fort en état de lui-même, & par
les liaisons qu'il avoit avec tous
les Sçavans de l'Europe, de le
remplir.

Il est encore question dans la
Préface de M. le Clerc, d'un
Traité de Ménage, sur les Anciens Médecins. Cette histoire,
dit M. le Clerc, étoit Manuscri-
te chez M. l'Abbé Bignon.

De tous ces différens ouvrages, je n'ai eu communication
que de l'esquisse de Jacques Mentel. C'est dans la Bibliothéque
immense de feû M. le Chance-

lier d'Aguesseau qu'on conserve ce Manuscrit qui est fort informe, & dont je soupçonne qu'il existe une copie plus correcte dans la Bibliothéque de l'Empereur à Vienne ; il est intitulé *Adversaria de Medicis Parisiensibus.*

Tout informe qu'est ce manuscrit, j'en ai cependant tiré beaucoup de lumières. Toutes les fois que j'en ferai usage, j'aurai soin d'en avertir.

Je citerai encore un Manuscrit de M. Bourdelot , auquel M. le Clerc à dédié sa sçavante Histoire de la Médecine. Ce Manuscrit est à la Bibliothéque du Roi , & m'a été communiqué par feû M. l'Abbé Sallier & par M. Capperonnier , digne successeur d'un homme qui aidoit volontiers de ses conseils ceux qui s'adressoient à lui. M. Bourdelot étoit neveu de l'Abbé Bourdelot, Médecin, en faveur auprès de la célébre

Christine, Reine de Suéde. Il est mort Médecin ordinaire perpétuel du Roi, en réputation de science & de probité. Son projet étoit de donner une nouvelle Edition du *Lindenius renovatus* de Merchlin, qu'il avoit beaucoup augmenté.

Je ne parle point du Manuscrit de M. Ménage. Il a passé successivement de la Bibliothéque de M. l'Abbé Bignon, dans celle de M. le Président de Verthamont, & celle de M. Joly de Fleuri, actuellement Procureur Général, où je l'ai vû. C'est une Nomenclature assés séche des Médecins dont il est question dans les anciens Auteurs Grecs & Latins, Historiens & autres.

Maintenant pour rendre compte de mon travail, je dirai qu'avant de rien écrire, j'ai consulté avec attention les anciens Titres de la Faculté, ceux de l'Université, le Livre du Recteur, nos plus anciens Registres que j'ai tous lû, l'Histoire de l'Université par du Boullay, le Livre des Decrets de la Faculté, écrit fort anciennement sur Vélin, & que j'ai copié en entier. J'ai extrait de nos Registres ce qui m'a paru de plus remarquable ou pouvoir contribuer à mon travail. J'ai découvert dans le Manuscrit de Jacques Mentel la copie d'un Extrait des anciens Registres de la Faculté fait par Nicolas Ellain, Doyen en 1597. Ce Manuscrit est enrichi de quelques Notes de René Moreau, malheureusement en trop petit nombre. Cet extrait a été aussi copié & fort augmenté par M. Bertin Dieuxyvoye, Doyen en 1682. Il a passé successivement entre les mains de M. Leaulté le père, de M. Vandenesse son petit-fils, & est actuellement entre celles de M.

8 *PRÉFACE.*

Bertrand notre confrère. Ce dernier eſt auſſi dépoſitaire d'une Collection fort riche , faite par feu M. ſon père , ſur l'Hiſtoire de la Faculté , ainſi que l'aſſure M. Hyacinthe-Théodore Baron , dans la Préface de l'Ouvrage très-curieux , qu'il a donné en 1752 , *in-*4°. chez Jean-Thomas Hériſſant , intitulé , *QUÆSTIONUM MEDICARUM SERIES CHRONOLOGICA.*

Enfin j'ai conſulté l'Hiſtoire Littéraire des RR. PP. Bénédictins , & les Mémoires de l'Académie des Inſcriptions & Belles-Lettres.

On n'approuvera peut-être pas pluſieurs paſſages Latins dans un ouvrage François. J'écris ſur-tout pour mes confrères & pour les jeunes Médecins qui ne ſont pas fachés de rencontrer du Latin. Il eſt d'ailleurs queſtion des premiers Titres , il faut les lire dans les termes originaux.

Pour rendre cet Ouvrage plus
intéreſſant, j'ai mis à la fin ce que
j'ai pû découvrir de noms des
Médecins les plus anciens de
l'Univerſité & de la Faculté, juſqu'en 1395. Enſuite je me ſuis
borné à celle des Doyens depuis
1395 juſqu'à la préſente année
1762. Cette Liſte eſt l'eſpéce de
chaîne qui ſervira par la ſuite à
conduire mon travail.

Les recherches que j'ai faites ſur
les écoles de Paris, m'ont démontré l'ancienneté des Ecoles du
Cloître. J'ai avancé, page 49,
qu'elles avoient été remplacées
par l'Univerſité, & je le crois ;
je n'en veux d'autre preuve que
l'exiſtence ancienne des Chanceliers de l'Egliſe de Paris, devenus auſſi par des Bulles expréſſes,
Chanceliers de l'Univerſité. Il
étoit naturel que les Candidats
de cette célébre Compagnie,
fondée principalement par Brefs

& Bulles Apoſtoliques, reçuſſent la Bénédiction de Licence du Chef de l'Ecole Epiſcopale ; & l'Univerſité, qui embraſſoit l'étude de toutes les Sciences divines & humaines, devoit à l'Ecole du Cloître un hommage de vénération pour ſon ancienneté, & de reconnoiſſance pour ſes ſervices. Ainſi je mets ici tout de ſuite la Liſte de ces Chanceliers, qui remonte aux plus anciens qu'on ait pû recouvrer, juſqu'à préſent. Elle a été vérifiée ſur les Regiſtres de l'Egliſe de Paris.

Enfin, j'ai ajouté après la Nomenclature des Chanceliers de l'Egliſe de Paris, une liſte, la plus exacte qu'il m'a été poſſible, des premiers Médecins de nos Rois, avec quelques Notices curieuſes.

NOMENCLATURE

DES

CHANCELIERS

DE L'EGLISE DE PARIS.

COMPOSÉE

1°. *D'après les Cartulaires & Registres de l'Eglise de Paris.*

2°. *D'après le Livre de Claude Hémeré, Docteur de Sorbonne, intitulé De Academiâ Parisienfi. Parifiis, 1637 in-4°.*

NOTA. 1°. Il n'a pas été possible de spécifier la durée précise de l'exercice de chaque Chancelier jusqu'en 1433 ; ces Dignitaires n'ayant pu être connus que par les dattes des Actes qu'ils expédioient en la Chancellerie de l'Eglise de Paris.

II°. Depuis l'an 1433, c'est-à-dire depuis *Jean Chuffart*, les Conclusions Capitulaires de l'Eglise de Paris, fournissent la suite non interrompue des Chanceliers de ladite Eglise, de manière que l'Ouvrage de Claude Hémeré doit être réformé, sur ces conclusions, toutes les fois qu'il n'est pas d'accord avec elles.

III°. Tous les Chanceliers de l'Eglise de Paris, désignés par ces deux Lettres M^e (c'est-à-dire *Maître*) étoient Docteurs en Théologie.

IV°. Quand on ne trouve pas de citation d'années à l'article d'un Chancelier, c'est que les Cartulaires ou Hémeré n'en parlent pas.

a vj

NOMS DES CHANCELIERS de l'Eglise de Paris.	ANNÉES de leur Exercice.	
	SUIVANT les Cartulaires de l'Eglise de Paris.	SUIVANT HÉMERÉ.
Heldaudus.	991 (a)	
Giraud *ou* Gérard.	1007 (b)	
Durand.	1035 (c)	1030
Vulgrin.	1073 (d)	1088
Amelin *ou* Antelme.	1097 (e)	1097
Richard.	1100 (f)	1098
Gilbert.	1107 (g)	1107
Thibaut.	1112 (h)	1117
Algrin.	1123 (i)	1120
Hilduin.		1160
Odon.	1164 (k)	1164
Pierre *le Mangeur*.	1164 (l)	1164
Hilduin.	1180 (m)	1189
Pierre.		1193
Thibaud.		1200
Me Pierre *de Poitiers*.	1193 (n)	1200
Me Bertran.		1206
Me Prevost.	1207 (o)	1207
Me Jean *de Candel*.		1208
Me Etienne.		1209
Me Robert *de Corson*.		1212
Me Etienne *de Rheims*.	1215 (p)	1215
Me Raoul *de Rheims*.		1216
Me Philippe *le Chancelier*.	1218 (q)	1219
Me Guiard *ou* Guy.		1237
Me Odon *de Chateauroux*.	1238 (r)	1238
Me Gautier *de Chateau-Thierry*.	1248 (s)	1244
Me Hemery.	1255 (t)	1249
Me Etienne *d'Orléans* surnommé *Tempier*.		1266
Me Nicolas *de Chécy*.	1269 (u)	1268
Me Jean *d'Orléans*.	1271 (x)	1271
L'UNIVERSITÉ se fait un Chancelier.		1281
Me Phillippe *de Thori*.		1285
Me Nicolas *de Nonancourt*.		1285
Me Berthold *de S. Denis*.	1291 (y)	1290

(a) Pastoral D. *p.* 139.
(b) *Idem*. D. *p.* 181.
(c) *Idem* D. *p.* 235.
(d) *Idem* D. *p.* 69.
(e) *Idem* D. *p.* 62.
(f) *Idem* D. *p.* 223.
(g) *Idem* D. *p.* 72.
(h) *Idem* D. *p.* 226.
(i) *Idem* D. *p.* 169.
(k) Pastoral A. *p.* 755.
(l) Pastoral I. *p.* 164.
(m) Pastoral A. *p.* 436.
(n) Pastoral D. *p.* 298.
(o) *Idem* D. *p.* 276.
(p) *Idem* D. *p.* 273.
(q) Pastoral A. *p.* 683.
(r) *Idem* A. *p.* 635.
(s) *Idem* A. *p.* 616.
(t) *Idem* A. *p.* 702.
(u) Pastoral I. *p.* 251.
(x) Pastoral A. *p.* 737.
(y) Pastoral I. *p.* 183.

NOMS DES CHANCELIERS de l'Eglise de Paris.	ANNÉES de leur Exercice.	
	SUIVANT les Cartulaires de l'Eglise de Paris.	SUIVANT HÉMERÉ.
Me Simon *de Guiberville*.	1307 (a)	1304
Me François *Caraccioli*.	1314 (b)	1314
Me Thomas *de Bailliac*.	1322 (c)	1325
Me Jean *de Blois*.	1328 (d)	1328
Me Guillaume *de Narbonne*.		1336
Robert *des Bardes*.	Déc. 1336 (e)	Déc. 1336
Jean *d'Affy*.	1349 (f)	1349
Me Grimier *Boniface*.	5 Oct. 1360 (g)	5 Oct. 1360
Me Jean *de la Chaleur*.	Juin 1372 (h)	Juin 1371
Me Jean *Blanchart* ou *Blankaert*.		1381
Jean *de Guignecourt*.		1387
Me Pierre *d'Ailly*.		1389
Me Jean *Charlier de Gerson* ou *Jarson*.		1395
Me Renaud *des Fontaines*, Vice-gerent du précédent durant son absence.		1413
Jean *Chuffard*.	20 Mai 1433 (i)	20 Mai 1433
Me Robert *Ciboulle*.	21 Mai 1451	1452
Me Jean *de Oliva*.	4 Mars 1459	4 Mars 1459
Me Denis *le Herpeur*.	3 Mars 1471	3 Mars 1471
Ambroise *de Cambray*.	13 Sept. 1482	13 Sept. 1482
Etienne *Ponchar*.	20 Avril 1496	20 Avril 1496
Me Louis *Pinelle*.	19 Mai 1503	19 Mai 1503
Me Godefroy *Bouffard*.	12 Janv. 1511	1519
Nicolas *Dorigny*.	25 Juin 1518	1519
Jacques *Spifame*.	26 Mai 1533	26 Mai 1533
Me Jean *de Gaigny*.	2 Juill. 1546	2 Juill. 1546
Antoine *du Vivier*.	5 Déc. 1549	5 Déc. 1549
Jean *du Vivier*.	24 Déc. 1580	1592
Me Sylvius *de Pierrevive*.	7 Avril 1607	7 Avril 1607
Me Jean-Baptifte *des Comtes*.	29 Mars 1627	
Me Pierre *Loifel*.	5 Juin 1648	
Me Nicolas *Coquelin*.	27 Avril 1679	
Me Edmond *Pirot*.	27 Janv. 1695	
Me François *Vivant*.	12 Août 1713	
Meffire Bonaventure *BAUYN*, actuellement Evêque d'Uzès.	3 Déc. 1728	
Meffire Nicolas-Bonaventure *THIERRY*, nommé à l'Evêché de Tulles en 1761, Chancelier actuel.	26 Sept. 1736	

(a) *Idem* I. p. 138.
(b) *Idem* I. p. 245.
(c) Regiftre des Comptes.
(d) Conclufions Capitulaires.
(e) Paftoral A. p. 742.

(f) Conclufions Capitulaires.
(g) Les mêmes Conclufions Capitulaires.
(h) Paftoral I. p. 45.
(i) Conclufions Capitulaires.

NOMS ET SUR-NOMS,

Des premiers Médecins ou Archiatres (a) de nos Rois.

TRANQUILLINUS, Médecin de Clovis. Voyez le premier siécle Bénédictin, par le Père Mabillon, *Chap.* 1.

(a) J'ignore le temps ou la qualité d'*Archiatre*, donnée dans le bas Empire aux Médecins des Empereurs, a commencé d'être celle des Médecins de nos Rois. Il me semble que ce titre étoit aussi celui des Médecins distingués par leur habileté, celui des Médecins des grandes Villes & de celui des Princes Souverains. A l'égard du titre d'*Archiatrorum Comes* aujourd'hui réservé au seul premier Médecin du Roi de France, il a commencé d'être le titre distinctif du premier Médecin de l'Empereur Valentinien I. Vindicien, son Médecin, est appellé *Archiatrorum Comes.* Démétrius Médecin de l'Empereur Antonin, ne prenoit que le titre d'*Archiater*. S. Césaire, frère de S. Grégoire de Nazianse, dans le milieu du IVe siécle, Médecin des Empereurs Julien & Valens, avoit la qualité d'*Archiater*, Receveur de Bithynie, Préfet du Trésor Royal, Sénateur de Constantinople, & à tant de titres justement mérités, il ajoutoit celui de *Comes rerum privatarum*, qui voudroit presque dire Conseiller d'Etat privé.

Je crois que c'est Marc Miron, Premier Médecin de Henry III. qui le premier à été décoré du titre d'*Archiatrorum Comes*. Je puis me tromper.

Le Glossaire de du Cange a obmis les noms de plusieurs Médecins de nos Rois ; j'ai taché de les remplacer, & ce sont ceux qui sont marqués d'un asteric * ainsi que ceux nommés depuis la derniére Edition du Glossaire. J'aurois désiré de donner la liste

MARELEIFUS, Médecin de Childebert.

PIERRE, Médecin de Thierry.

* BUHAHYLYBA BYNGEZLA, Arabe, Médecin de Charlemagne.

* FARRAGUS, Juif, Médecin de Charlemagne.

Henry de CHARTRES, sur-nommé *le Sourd*, Médecin de Henry I.

OBIZO, de l'Université de Paris, Médecin de Louis le Gros.

Pierre LOMBARD, de l'Université de Paris, Chanoine de Chartres, Médecin de Louis VII.

* CAÏUS-CLODIUS-CERVIANUS, Provençal, Médecin de la Reine Eléonore.

* *Roger* de FOURNIVALLE, Médecin de Louis VIII.

Pierre GILLES *ou* GILLES de CORBEILLE, *Ægidius Corboliensis*, de l'Université, & Chanoine de Paris, Médecin de Philippe Auguste.

de tous les premiers Médecins des Reines de France, auxquels la qualité de Conseiller d'Etat a été aussi accordée à l'instar des premiers Médecins des Rois ; mais je n'ai pû les découvrir. J'en dirai autant des Médecins ordinaires ou de quartier : *Medici regis Cubicularii*, ainsi appellés parce que le Médecin ordinaire couchoit dans la chambre du Roi. Par de petites intrigues particuliéres, ces Médecins ordinaires ont perdu presque tous leurs Priviléges, principalement sous Louis XIV, & dans le temps que M. d'Aquin étoit premier Médecin. Peut-être aussi nos Rois ne faisant plus leur demeure à Paris, ces Médecins qui, pour la plûpart, étoient les plus employés, peu à peu ont obtenu la permission de s'absenter de la Cour, & leur service à été totalement remplacé. J'ignore & quand ils ont commencé d'exister & les noms de tous ceux qui ont occupé ces places.

Jean de S. ALBAN, de l'Université de Paris, Doyen de S. Quentin, Médecin de Philippe Auguste.

* RIGORD, Médecin & Historien de Philippe Auguste.

Ernaud de POITIERS, Chanoine de Saint Quentin, Médecin de Philippe Auguste.

Robert de DOUAY, de l'Université de Paris, Chanoine de Senlis, Médecin de Marguerite de Provence, femme de S. Louis.

Roger de PROVINS, de l'Université de Paris, Chanoine & Chancelier de S. Quentin, Médecin de S. Louis.

DUDES *ou* DUDON, de l'Université de Paris, Médecin & Chapelain de S. Louis, de Philippe le Hardi, & de Philippe le Bel.

Henry de MONDEVILLE, vulgairement appellé HERMONDAVILLE, de l'Université de Paris, Médecin de Philippe le Bel.

Geoffroy de COURVOT, de l'Université de Paris, Médecin de Philippe le Bel, Louis X, & de Philippe le Long.

* *Guy* de VIGEVANO, de Pavie, Médecin de Jeanne de Bourgogne, Reine de France, femme de Philippe VI, dit *de Valois*.

Evrard de CONTY (*a*), Docteur-Régent

(*a*) Il est Auteur d'un Commentaire fort ample des Problêmes d'Aristote, fait en François en faveur du Roi son Maître. Ce Livre est soigneusement gardé dans la Bibliothéque de S. Victor de Paris. Il est intitulé *Les Problémes d'Aristote, traitans matière de toute Science & par spécial de Science Naturelle, de Médecine, de Mathématiques & de Morale, avec des glosses, faisant questions, & mettant les solutions;* le tout en parties principales ou Livres non imprimés, Manuscrit en deux gros Volumes, de la Librairie de M. le Comte d'Urfé.

de la Faculté de Médecine de Paris, Médecin de Charles V.

Gervais CHRETIEN, Doyen de la Faculté de Médecine de Paris en 1359, Médecin de Charles V.

* *Albert* le RICHE, Docteur-Régent de la Faculté de Médecine de Paris, Archidiacre d'Arras, & Médecin du Duc d'Orléans, mort en 1405.

Jean de GUISCO, Docteur-Régent de la Faculté de Médecine de Paris, l'un des Fondateurs du Collége de Quimper, Chanoine de Nantes, Médecin de Charles V.

Jean TABARI, Chanoine de Paris, Evêque de Terouane, Médecin de Charles VI.

Guillaume de HARSELAY *ou* HARSELY *ou* HERCIGNY, établi à Laon, Médecin de Charles VI, mort le 10 Juillet 1393 (*a*).

* *Henry* CARPENTIN, Médecin de la Faculté de Paris, en 1381 Médecin de la Duchesse de Bourgogne.

* *Jean* CLEMENT ou de MARLE, Docteur-Régent de la Faculté de Médecine de Paris, Principal du Collége de Laon en 1394, Chanoine de la Sainte Chapelle, Chanoine de la Cathédrale de Laon & Chanoine de S. Honoré, Médecin de Charles VI.

Jacques des PARTS (*b*), natif de Tournay,

______

(*a*) Voyez son Epitaphe dans l'Eglise des Cordeliers de Laon, auxquels ses exécuteurs testamentaires firent de grands dons.

(*b*) Il est Auteur d'un Ouvrage considérable, ou Commentaire sur Avicenne, & il dit à la fin du troisiéme Tome, que ce qu'il à écrit, il ne l'a point extrait des traductions Latines, mais des Auteurs

Docteur-Régent de la Faculté de Médecine de Paris, Chanoine & Tréforier de l'Eglife de Tournay, Docteur depuis 1410, mort le 24 Janvier 1437, Médecin de Charles VII & de Philippe Duc de Bourgogne.

* *Pierre* BECHEBIEN, Docteur - Régent, & Doyen de la Faculté de Médecine de Paris en 1417, Chanoine, Prevôt, & enfin Evêque de Chartres en 1459, Médecin de la Reine.

Enguerand de PARENTY (*a*), Docteur-Régent en 1430, Doyen de la Faculté de Médecine de Paris en 1433, Médecin de Louis XI.

Grecs, Hippocrate, Ariftote, Galien, Alexandre.... & des plus fameux Arabes, Avenzoar, Rhafis, Serapion, Mefué & Averrhoës, dont Avicenne avoit fuivi & recuilli la Doctrine. Il ajoute de plus qu'avant de commencer fon ouvrage, il avoit corrigé tous les exemplaires de ces Auteurs ; qu'il les avoit divifés par Chapitres, Paragraphes, Sections & points; qu'il les avoit fait écrire en parchemin en groffes lettres *de litterâ groffâ in Pergameno*, & y avoit ajouté une Table pour faciliter le travail qu'il méditoit, auquel il avoit employé dix années.

Je tire toute cette longue Note de *l'Adverfaria* de Jacques Mentel, lequel à propos de Jacques des Parts dit qu'il avoit fervi en qualité de Médecin auprès du Duc de Bourgogne & de Charles VII, mais non pas en qualité de premier Médecin ; qu'il n'y en avoit pas encore avant François I. Je crois que Mentel fe trompe. S. Gelais, en parlant de Jean-Michel, le dit premier Médecin de Charles VIII.

(*a*) Parenty fut un des quatre députés de l'Univerfité, pour entendre la Lecture des Lettres envoyées par le Roi à Paris, l'une à la Ville, la feconde au Parlement, la troifiéme au Clergé & la quatriéme à l'Univerfité. Voyez Gaguin, *Lib.* 10 *ad L. XI.*

Jacques COTTIER (*a*), Bailly du Palais, Président de la Chambre des Comptes, Médecin en très-grande faveur auprès de Louis XI.

Adam FUMÉE, de Tours, Docteur de l'Université de Montpellier, Maître des Requêtes & Garde des Sceaux, Médecin de Charles VII, Louis XI, & Charles VIII.

Angelus COTTUS *ou* COTTY, Napolitain, Archevêque de Vienne, Médecin de Charles VIII.

Jean MARTINY, Doyen de l'Université de Montpellier, & Maître des Comptes, Médecin de Charles VIII.

Jean MICHEL, Docteur-Régent de la Faculté de Médecine de Paris en 1477, premier Médecin de Charles VIII, mort en 1493, & non pas en 1491 suivant le Glossaire & quelques autres Auteurs (*b*).

Jean TROSSELLERI, Docteur & Chancelier de l'Université de Montpellier, Médecin de Charles VIII. Il mourut dans l'expédition de Naples.

(*a*) Je ne crois pas que Cottier fût Médecin de la Faculté de Paris, à moins qu'il ne fût *inter non Regentes*, ce qui est possible.

(*b*) Dans l'Itinéraire de Charles VIII, Roi de France, intitulé, *Le Vergier d'honneur, par le Révérend Père en Dieu, Monsieur Octavien de S. Gelais, Evêque d'Angoulesme, & par Maître Andry de la Vigne*, il est dit » le Mardy 18 jour d'Août le Roi partit de » Thurin pour aller de rechief à Quiers, & là demoura » jusqu'au 22e jour dudit mois que trépassa Maître » Jehan Michel, premier Médecin du Roi, très-excel- » lent Docteur en Médecine, duquel le Roi fut moult » fort marry «. C'étoit en l'année 1493. Il avoit été Boursier du Collége de Maître Gervais.

Jacques PONCEAU , Médecin d'Orléans , Maître des Comptes de Paris , Médecin de Charles VIII.

* *Jean* de BOURGES , Docteur - Régent de la Faculté de Médecine de Paris en 1468, Médecin de Charles VIII & de Louis XII. Il mourut en 1480.

* *François* MIRON , natif de Perpignan , Conseiller & Médecin de Charles VIII. Il accompagna son Maître à Naples , mourut au retour & fut enterré à Nancy. Il étoit , je crois , oncle de *Gabriel Miron* , de Tours , premier Médecin & Chancelier de la Reine Anne de Bretagne , & de la Reine Claude , femme de François I , dont il soignoit les enfans , ainsi qu'il le dit lui-même , *page* 50 de son Livre intitulé : *de Regimine infantium tractatus tres , turonibus* 1544 , réimprimé à Tours 1553. Il avoit signé le Contrat de Mariage de la Reine , le 1 Janvier 1499. Il y a dans l'Eglise des Cordeliers de Tours , une Chapelle fondée par Gabriel Miron.

Jean AVIS *ou* LOYSEL , natif de Beauvais , Docteur - Régent de la Faculté de Médecine de Paris depuis 1498 , Doyen en 1504 , 1505 & 1506 , Médecin de Louis XII , Père du Peuple.

Guillaume COP , Allemand , Docteur - Régent de la Faculté de Médecine de Paris depuis 1495 , Médecin de Louis XII & de François I. Il mourut l'Ancien de la Faculté le 2 Décembre 1531 ou 1532.

Jean GOUEVROT , Médecin de François I.

Louis de BOURGES , Docteur-Régent de la

Faculté de Médecine de Paris depuis 1500 fut premier Médecin de François I, dont il suivit la Fortune. François I étant en prison en Espagne, de Bourges feignit que le Roi étoit malade très-dangereusement d'une maladie de langueur ou consomption. Il le fit croire aussi aux Médecins de Charle-Quint, qui aimant mieux l'argent que la personne, accepta la rançon qui lui étoit offerte, & délivra le Roi. Louis de Bourges étoit petit-fils de Jean de Bourges dont nous avons parlé ci-dessus. Le Roi Charles VIII l'avoit tenu sur les fonts de Baptême. Il fut aussi Médecin de Henri II, & mourut l'Ancien de l'Ecole, en Décembre 1556 (*a*).

Jean FERNEL, *Schola Nostra lumen & Galliæ decus*, premier Médecin de Henri II. Il mourut le 26 Avril 1558, suivant quelques Auteurs, âgé de 52 ans, & suivant d'autres âgé de 72, ce qui est plus probable. Il étoit de la Faculté depuis 1530. Il ne laissa que deux filles, dont l'ainée fut mariée à M. Barjot, Président au grand Conseil, & Maître des Requêtes ; & l'autre à M. Gilles de Riant, Président à Mortier au Parlement de Paris.

(*a*) De ce même nom de Bourges *Burgensis*, Il y a eu encore quatre Médecins de la Faculté de Paris, *Simon de Bourges*, de Chartres, Docteur en 1548, Médecin ordinaire du Roi & de la Reine d'Espagne, mort en 1566. *Jean de Bourges*, Docteur en 1620, Echevin de la Ville de Paris en 1646, Doyen en 1654 & 1655, & qui mourut le 26 Juillet 1661. *Jean de Bourges* son fils, Docteur en 1651, mort en 1684. *Jacques de Bourges*, Docteur en 1664, mort le 20 Avril 1714, dernier des Médecins de ce nom.

Jean CHAPELAIN, Docteur-Régent de la Faculté de Paris depuis 1542, Médecin de Henti II & de Charles IX. Il mourut l'an 1569 au Siége de S. Jean d'Angely (*a*). Les ennemis de Chapelain l'ayant voulu rendre suspect au Roi Charles IX, ce Prince, à l'exemple de Trajan, alla dîner chez son Médecin, & voulut bien prendre le verre de sa main. Voyez *Nancelius in Opusculis*, pag. 112. En 1509, la Faculté avoit agregé un Médecin du même nom, Jean Chapelain *Capellanus*. Il étoit Père du même *Jean Chapelain*, Médecin de Charles IX, & *Sylvius* fait son éloge dans sa Préface sur la matière Médicale de Mesué, & dit qu'il étoit Médecin de François I.

Guillaume MILET (*b*), Docteur-Régent de la Faculté de Médecine de Paris depuis 1518, Médecin de François II.

★ *Jacques* de Ste MARTHE, de Poitou, de la célébre famille des *Gaucher de Sainte Marthe*, Médecin de la Faculté de Paris depuis 1546, suivant quelques Mémoires particuliers, est qualifié en 1551 de Médecin de Henri II & de François II.

(*a*) Moururent à ce même Siége *Honnoré Chatelain*, Médecin de Charles XI, & *Jean Capel* Médecin de la Reine, tous deux unis de la plus grande amitié, & moururent le même jour, dans la même maison, de la même maladie, maladie Epidémique qui avoit fait beaucoup de ravages.

Voyez les Mémoires de la Reine de Navarre.

Michel de l'Hôpital, Chancelier de France à fait de fort beaux Vers sur la mort de ces deux Médecins.

(*b*) Il y a eu de ce même nom un Médecin du Roi, reçu Docteur en 1554, nommé *Denis Milet*.

Jérôme MONTY , Médecin de François II.

Jean MAZILLE , Docteur de Montpellier, établi à Beauvais , fut choisi par le Cardinal de Chatillon en qualité de son Médecin , puis appellé à la Cour pour être Médecin des enfans de Henri II , particuliérement de M. le Duc d'Alençon , ensuite de la Reine-Mère , & enfin du Roi Charles IX. A la mort du Roi il se retira dans sa Patrie où il mourut.

Marc MIRON , premier Médecin de Henri III. En 1573 son maître l'avoit mené en Pologne , l'année suivante il le ramena. *Marc Miron*, du Diocèse de Tours , étoit Médeçin de notre Faculté depuis 1558 , & mourut l'Ancien de l'Ecole le 1 Novembre 1608. Il est le premier que je trouve revêtu du titre d'*Archiatrorum Comes* , *à Sanctioribus Consiliis*. Il avoit épousé Géneviève de Morvilliers de la maison du Chancelier de Chyverny. *Charles Miron* un de ses fils , fut Archevêque de Lion. Un autre fut Lieutenant Civil & Prevôt des Marchands. Un troisiéme fut Président au Parlement. Il eut une fille qui épousa le Garde des Sceaux Louis *le Févre de Caumartin*. Henri III ne lui confioit pas seulement sa santé , mais il prenoit ses conseils dans ses affaires les plus épineuses. Il fut envoyé à Paris dans un temps de trouble , & soutint fortement les intérêts de son Maître contre Messieurs de Guise.

[Je place ici *Nicolas* DORTOMAN , Docteur

de Montpellier, que le Glossaire de du Cange fait premier Médecin de Charles IX & de Henri IV, ainsi que Mrs de la RIVIERE, PETIT, Docteur d'Orléans, MILON, Docteur de Poitiers, & D'ALIBOUX. Il est vraisemblable que c'est la qualité d'*Archiater*, indistinctement donnée à des Médecins ordinaires qui en a imposé & qui les a fait passer pour premiers Médecins. Auroient-ils été tous premiers Médecins de Charles IX & de Henri IV. C'est ainsi que *Laurent Joubert* très-célèbre Médecin de Montpellier aura été qualifié de premier Médecin de Henri III].

* *Louis* DURET, de Bourg en Bresse, Docteur-Régent de la Faculté de Médecine de Paris depuis 1552. mourut en 1586 le 22 Janvier. Il étoit Médecin ordinaire de Charles IX & de Henry III (*Medicus Cubicularius*), & si considéré de ses Maîtres, que Henri III voulut conduire sa fille à l'Eglise le jour de son mariage. S. M. étoit à droite & le Père à gauche. Le Roi ne se contenta pas d'honnorer la nôce de sa présence, il fit don à la mariée de toute la vaisselle d'or & d'argent qui avoit servi au repas, & qui pouvoit monter à la somme de 40000 liv. Il avoit la plus grande réputation qu'un Médecin puisse avoir. On l'appelloit *l'Hippocrate de la France*. Il fut Professeur au Collége Royal, succéda à *Jacques Goupyl*, & *Jean Duret* son fils lui succéda. *Louis Duret* eut trois fils & une fille, *Jean*, *Louis* & *Claude Duret*, & *Jean*

ne

ne Duret sa fille, mariée à *Arnoult de Lifle*, Médecin de la Faculté. *Jean* mérita de porter le nom de Duret ; il fut Médecin de la Faculté, Professeur Royal ; & c'est à lui qu'on est redevable de l'Edition des Œuvres de son père. *Louis* fut Substitut de M. le Procureur Général au Parlement de Paris ; & , lorsque pendant les Guerres Civiles le Parlement fut à Tours, Louis Duret exerça la Charge de Procureur Général. *Claude* fut Président de la Chambre des Comptes de Paris, Contrôleur Général des Finances, & depuis Envoyé vers les Princes d'Italie.

* *Michel* MARESCOT, de Lisieux, Docteur-Régent de la Faculté de Médecine de Paris depuis 1556, Doyén en 1588 & 1589, mort le 20 Octobre 1606, premier Médecin de Henri IV.

André du LAURENS, premier Médecin de Henri IV, mort en 1609. *Du Laurens*, célébre Anatomiste, étoit éléve de *Louis Duret*, sous lequel il avoit étudié sept ans ; après quoi il alla exercer la Médecine à Carcassone, & de là vint à la Cour avec la Comtesse de Tonnerre, à la recommandation de laquelle il fut fait Médecin ordinaire perpétuel du Roi, ou premier des Médecins ordinaires, Professeur Royal à Montpellier, contre les loix & statuts, par un Arrêt du Conseil-Privé, qu'il eut bien de la peine à faire vérifier au Parlement de Toulouse, Médecin de la Reine en 1603 & premier Médecin du Roi en 1606. Il avoit un très-grand crédit ; il fit deux de ses frères Archevêques, l'un *Ha-*

noré *du Laurens*, Archevêque d'Embrun, & l'autre *Gaspard*, Archevêque d'Arles & Abbé de S. André de Vienne. Il avoit un autre frère qui fut Général des Capucins. On dit que leur mère eut la joye de les voir tous trois officier dans la Ville d'Arles pendant une quinzaine de Pâques. Ce fut principalement à sa faveur & à son alliance que les *Sanguins* furent redevables de l'Evêché de Senlis. Il avoit un frère cadet qui mourut en 1639, âgé de 87 ans, & qui laissa deux fils, l'un Conseiller au Parlement & l'autre Maître des Requêtes (*a*). La Charge de Médecin ordinaire perpétuel dont étoit revêtu *André du Laurens* a été occupée depuis & successivement par les deux *Delorme*, *Guillemeau*, *Seguin*, *de la Chambre* père & fils, *d'Aquin*, frère du premier Médecin, *Pierre Bonnet-Bourdelot*, Auteur du Manuscrit de la Bibliothéque du Roi, dont j'ai parlé dans la Préface, *Boudin*, *Helvetius* & *Marcot*. M. *Quesnay* la posséde actuellement, & M. *le Monnier* est reçu en survivance.

Jean HÉROARD, Docteur de Montpellier, premier Médecin de Louis XIII depuis 1610, jusqu'en 1627.

Charles BOUVARD, natif de Vendôme, Docteur-Régent de la Faculté de Médecine de Paris depuis 1605, premier Médecin de Louis XIII depuis 1628, jusqu'en 1643, il mourut le 22 Octobre 1658. Il étoit depuis 1625, Professeur au Collége Royal.

(*a*) Voyez la Lettre de Guī Patin, du 6 Septembre 1649.

Jacques COUSINOT, Docteur-Régent de la Faculté de Médecine de Paris en 1617, Doyen en 1624 & 1625, & mort le 25 Juin 1646, occupa la place de premier Médecin de Louis XIV, au commencement de son Régne (a).

* François VAUTIER, premier Médecin de Louis XIV. mourut en 1652 (b).

Antoine VALLOT, premier Médecin de Louis XIV, depuis 1652 jusqu'en 1671 (c).

Antoine D'AQUIN, Médecin de Montpellier, fut premier Médecin de Louis XIV en 1671, & renvoyé en 1693. Il mourut en 1696.

Guy-Crescent FAGON, Docteur-Régent de la Faculté de Médecine de Paris depuis 1664, premier Médecin de Louis XIV, ne mourut que trois ans après ce Roi, en 1718, retiré au Jardin Royal où il étoit né, étant neveu de Guy de la Brosse, premier Sur-Intendant du Jardin Royal. Il avoit donné de fort bonne-heure des marques de ce qu'il seroit un jour, par ses connoissances en Botanique, en Médecine & même en bonne Poësie.

(a) Voyez le Manuscrit de Mentel, Adversaria de Medicis Parisiensibus.

(b) » Leurs Majestés, reconnoissant les soins conti- » nuels du Sieur Vautier, premier Médecin du Roi, » & pour marque particulière de leur souvenir de » la cure par lui faite en la personne de Monsieur, » frère unique de sa Majesté, l'ont gratifié de l'Ab- » baye de S. Taurin d'Evreux, vacante par le décès » du Sieur du Perron, Evêque de ladite Ville «. Gazette de France du 24 Avril 1649, p. 270.

(c) Je crois qu'Antoine Vallot & François Vautier étoient Médecins de Montpellier.

* *Louis* Poirier , Docteur de la Faculté depuis 1676 , Doyen en 1706 & 1707 , premier Médecin de Louis le Bien-Aimé , depuis 1715 , jusqu'au mois de Mars 1718 qu'il mourut.

Claude - Jean - Baptiste Dodart , de Paris , fils *de Denis Dodart* , Médecin de la Faculté en 1660 , mort le 5 Novembre 1701 , étoit Docteur-Régent de la même Faculté depuis 1688. Il fut premier Médecin du Roi en 1718 , & mourut en 1730.

* *Pierre* Chirac , Docteur de Montpellier , premier Médecin du Roi en 1730 , mourut en 1732.

* *François* Chicoyneau , Docteur & Chancelier de l'Université de Montpellier , succéda à M. *Chirac* , & mourut en 1752.

* Mr *Jean* Sénac , de Lombez , est actuellement premier Médecin du Roi , avec le titre de Conseiller d'Etat , ainsi que ses prédécesseurs , & celui d'*Archiatrorum Comes.*

ESSAI

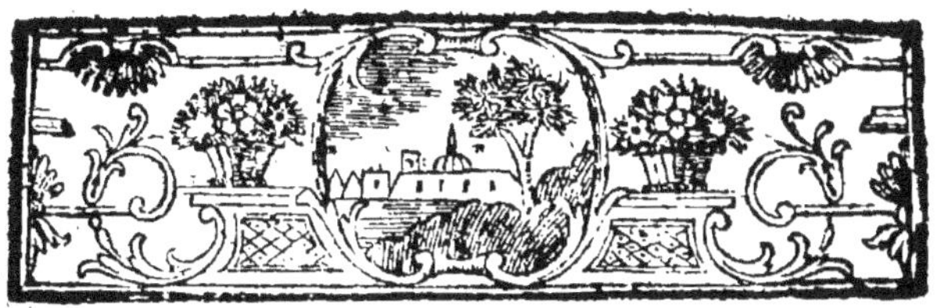

ESSAI
HISTORIQUE
SUR
LA MÉDECINE
EN FRANCE.

ON A FAIT jusqu'à présent beaucoup de découvertes sur l'Origine &
l'Histoire des plus anciens Peuples ;
mais il paroît qu'on en a fort peu fait
sur les Gaulois nos Ancêtres. Il est vrai
qu'il étoit difficile de pousser loin ses
recherches. Un peuple dont les Sçavants avoient pour principe de ne rien
écrire, cherchoit à se cacher. Ce n'est
donc que d'après les Auteurs contemporains des Gaulois qu'il est possible
de s'en former quelque idée. En géné-

A

ral on peut dire que les Druides, qui étoient les Lettrés des Gaules, les dépositaires de la Religion & des Loix, Philosophes & Médecins, ressembloient fort aux Prêtres des faux dieux & aux Gymnosophistes.

Au commencement Dieu avoit accordé toutes les connoissances au premier homme & à ses descendants ; mais elles s'étoient bien-tôt altérées avec les mœurs. Le Culte des Idoles avoit pris la place de celui du vrai Dieu : les Loix, devenues arbitraires suivant les climats, s'étoient autant multipliées que les peuples : la science du Ciel & des Astres n'étoit plus qu'une Astrologie chimérique & sans principes : la Médecine, l'étude & l'observation de la nature, avoit cédé la place à la magie, aux charmes, aux enchantemens, à l'art de deviner, d'interpréter les songes, aux augures, aux amulettes & aux talismans.

Ce n'étoit donc qu'à travers les ténèbres les plus épaisses, après les plus pénibles recherches, que les gens sensés pouvoient entrevoir une lueur de tradition ; & ce n'étoit aussi qu'au milieu des plus grandes erreurs, qu'on apercevoit les premières & les plus grandes vérités. Tout avoit été défiguré ; & , sans entrer dans un long détail , un exemple pris chez nos ancêtres suffira. Si les Druides ordonnoient des sacrifices sanglants , des expiations de victimes humaines , pratique établie chez un grand nombre de peuples fort éloignés les uns des autres , ce n'étoit qu'à l'imitation des plus anciens peuples. Ils cherchoient par ces sacrifices à s'attirer les faveurs du Ciel accordées à la fidélité d'Abraham prêt d'immoler son fils unique pour plaire a Dieu , histoire connue & vraie , mais défigurée par la superstition (*a*). Ainsi les Patriarches étant dépositaires des loix & de la Religion , Chefs & pères des Peuples , arbitres

(*a*) La plûpart des coutumes des Gentils venoient des Juifs. L'usage d'adorer Esculape sous l'emblême du serpent, n'avoit d'autre source que le serpent d'airain élevé dans le désert pour sauver les Juifs. *Ut alii plerique Gentilium ritus à Judæorum religione originem aut occasionem habuere ; ita non erraverit qui ab æneo serpente salutis causâ in solitudine erecto, manasse ad gentes crediderit , unde serpentem Esculapio suo adfingerent.* Antiquit. Cellar. pag. 12.

A ij

des différends , confolateurs dans les
calamités publiques & fervant de confeil dans les maladies : le renverfement
une fois devenu général , l'erreur pré-
valant partout , en fuivant un refte de
tradition , on laiffa fe réunir , dans la
feule perfonne des Prêtres des Idoles,
les titres d'interprétes des Dieux , de
Pontifes , de Sacrificateurs , de Lé-
giflateurs & de Médecins.

Tout étonnement doit donc ceffer
de voir les Druides , ces Prêtres des
Gaulois , auxquels on a accordé l'origine la plus ancienne , dépofitaires de
la Religion & des Loix , Philofophes
& Médecins. On prétend qu'ils avóient
reçu des Patriarches & confervé avec
affés de pureté le Dogme de l'immortalité de l'ame , fi fort altéré par les
Egyptiens & les Grecs. Ils connoiffoient le ciel , le mouvement des af-
tres , la terre , les vertus des plantes.
On leur confioit l'éducation des enfants des Grands , & ils leur enfeignoient toutes les Sciences. S'ils ju-
geoient à propos de s'affocier quelques-uns de leurs Difciples , ce n'étoit
qu'après vingt années d'étude , méthode obfervée depuis par Pythagore

& quelques Philosophes Grecs. S'ils ne permettoient pas à leurs élèves d'écrire ce qu'ils leur enseignoient, c'étoit, au rapport de Jules César, de peur que la Science, en se divulguant, ne vînt à s'avilir, & pour forcer leurs disciples, en usant de leur mémoire, à ne rien perdre de ce qu'on leur apprenoit. On prétend encore que le style rimé ou poëtique, dont ils se servoient, aidoit beaucoup la mémoire des jeunes gens. Ils ne donnoient point dans l'absurdité du polythéisme ; ils n'admettoient qu'un bon & un mauvais principe : mais ils donnoient dans la magie, les augures, les devinations. Ils consultoient les entrailles palpitantes des animaux ; ils prétendoient sonder l'avenir, erreur presque générale & qui, suivant la pensée d'un des beaux esprits de notre siécle, a eu des partisans secrets fort long-temps après qu'elle a cessé d'être soutenue ouvertement.

On auroit tort de penser que toutes les connoissances des Druides sur l'histoire naturelle se bornoient à trois ou quatre plantes le *Samolus*, le *Solago*, la *Verveine* & le *Guy de Chêne*. On verra bien-tôt que la Colonie Grecque, qui vint s'établir à Marseille environ 600 ans avant J. C. ne devint sçavante que par le mélange des Gaulois.

Si les Druides employoient tant de cérémonies à ramasser le Guy de Chêne dans un certain temps de l'année, c'étoit moins sans doute pour la plante en elle-même, qui cependant n'est pas dépourvue de propriétés, que par respect pour le Chêne sur lequel elle croît singuliérement, *quasi divinitus è cœlo delapsa*. Tout le monde sçait d'ailleurs que les Druides n'avoient d'autres Temples que les bois ; (*b*) partout où se réunissoit un nombre de beaux & grands Chênes, que le Soleil le plus ardent perçoit à peine ; partout où régnoient le silence & l'ombre, les Druides célébroient leurs Mystères : & lorsque les Romains voulurent entièrement subjuguer les Gaulois & leur faire adopter les loix, les usages, la Religion de Rome, ils crurent devoir renverser tous les bois un peu considérables, afin que les Gaulois oubliassent leurs Temples & leurs Divinités & adoptassent plus

(*b*) La Forêt de Dodone a servi long-temps de Temple, avant qu'il y en eût un de bâti.

facilement la nouvelle Religion.

S'il est un moyen sûr pour acquérir & augmenter ses connoissances, c'est de former de nouvelles liaisons, de voyager, de commercer chez les peuples voisins. Or de tout temps les Gaulois aimèrent à voyager. Ils exerçoient l'hospitalité, s'informoient avec soin des mœurs, des coutumes, des loix, des connoissances de leurs voisins. Il n'est presque point de Pays connu où ils n'ayent envoyé des Colonies nombreuses, en Italie, en Afrique, en Illyrie, en Thrace & jusqu'en Asie. Enfin, lorsque les Phocéens, sortis d'Ionie, vinrent s'établir dans les Gaules & fonder la Ville de Marseille, on convint que c'étoit moins la Gréce qui avoit passé dans les Gaules, que les Gaules qui s'étoient transférées dans la Gréce; parce que les Gaulois avoient porté à Marseille plus de connoissances qu'ils n'y en avoient trouvé.

Suivant Diodore de Sicile, Strabon, Ammien-Marcellin, les étrangers venoient de toutes parts pour y acquérir des connoissances qu'ils ne trouvoient point ailleurs. Aussi Marseille devint bien-tôt célébre par son Com-

merce, la sagesse de ses loix, son
amour pour les Sciences, les Arts, &
son alliance avec les Romains. On la
regardoit comme la rivale d'Athênes
& de Carthage. Cicéron disoit d'elle :
*Ejus Instituta laudare facilius est quàm
æmulari :* Il est plus facile de loüer ses
établissements que de les copier. Ce
n'étoit certainement pas une Colonie
de Sçavans qui étoient sortis de la Gréce, mais une jeunesse avide de gain,
de Commerce & de nouvelles connoissances.

Les Gaulois n'étoient pas seulement
sçavants & éloquents, (c) ils étoient
encore courageux.& habiles dans l'art
militaire. Trois cents quatre vingt-dix
ans avant J. C. ils ravagèrent Rome
& mirent le siége devant le Capitole.
Il est vrai cependant que la terreur
qu'ils inspirérent alors, & plus d'une
fois par la suite aux Romains, leur
devint fatale. Qui ne sçait que ces vainqueurs de la terre, indomptables tant
qu'ils eurent de nouvelles conquêtes
à faire, chassèrent les Gaulois qui s'é-
toient établis au-delà des monts,& non-

(c) *Druidæ ingeniis celsiores , ut autori-
tas Pythagoræ decrevit..* Diodor. Lib. XV.

feulement les repouffèrent dans leurs anciennes limites, mais vinrent les y attaquer & dompter fous la conduite de Jules Céfar?

Alors les Romains (*d*) dont la politique étoit d'impofer aux Nations vaincues, qu'ils appelloient *Barbares*, l'obligation de parler leur langue, devenus maîtres des Gaulois, les y contraignirent. Ils employèrent auffi toute forte de moyens pour faire adopter leurs loix, leurs coutumes & leur Religion. Ainfi fous l'Empire de Tibére on réfolut de détruire entièrement, & même d'exterminer les Druides (*e*), fous le vain prétexte qu'ils étoient des Barbares qui prefcrivoient des facrifices de victimes humaines ; tandis que dans Rome même on avoit vu quelquefois des exemples de femblables facrifices. Le véritable motif de la deftruction des Druides étoit de renverfer plus facilement la Religion

(*d*) *Imperiofa civitas non folùm jugum, verùm etiam linguam domitis gentibus per pacem fociatis imponebat.* S. Auguft. de Civit. Dei. Libr. XIX. Cap. XVII.

(*e*) *Tiberii principatus fubftulit Druidas & hoc genus Vatum Medicorumque.* Plin. Libr. XXX. Cap. I.

A v

des Gaulois, de prévenir leur révol-
te, de changer leurs mœurs & principalement leur fyftême fur l'immortalité de
l'ame, & la certitude d'une autre vie,
fyftême qui les rendoit courageux &
indomptables. Les Druides furent
donc contraints de fe cacher foigneufement, & ne laiffèrent pas d'enfeigner
encore fort long-temps leur Doctrine.

Les Gaulois devinrent bien-tôt non-
feulement foumis mais unis aux Romains par les liens de la paix, du commerce & de l'amitié. Ils étoient plus
Romains que les Romains mêmes, & c'é-
toit à ce titre que l'Empereur Claude
propofa de les admettre dans le Sénat.
A la vérité rien n'étoit plus capable
d'infpirer l'amour, le refpect, l'admi-
ration même à des peuples qui fça-
voient penfer & fentir, que les qualités
perfonnelles des Romains. La Splen-
deur de Rome, l'étendue de fon Empire, la rapidité de fes conquêtes, les
actions brillantes de fes Citoyens,
leur conduite, leurs loix fi fages & fi
fenfées, cette police admirable qui
régnoit dans tous les ordres de l'état,
(f) & dans toute l'étendue de fa do-

(f) Chaque Légion avoit fon Médecin, au

mination, ses dépenses immenses, non-seulement pour l'utilité publique, mais encore pour la décoration des Villes, Temples, Amphithéâtres, Aqueducs, Bains, Fontaines, Statues, Colones, tout étoit capable de surprendre & de subjuguer les Gaulois, quand ils n'auroient pas été vaincus par les armes.

C'est pourquoi les Gaulois adopté-rent ce qui leur venoit des Romains, & surtout leur langue, dans laquelle quelques - uns d'eux excellèrent. Jus-qu'à la Conquête de Jules César la langue Celtique avoit été la langue des Gaulois. Alors la langue Romaine fut adoptée & continua depuis d'être la langue des Rois, des Magistrats, des Théologiens. Actuellement encore elle est cultivée avec soin par ceux qui font leur étude des hautes sciences en Europe.

Il ne faut pas cependant croire que cette langue fut adoptée avec toute sa pureté dans l'étendue des Gaules à l'exclusion de toute autre langue;

rapport de Végéce. Dans chaque Ville il y avoit plus ou moins de Médecins, suivant l'é-tendue de la Ville, & ils étoient pensionnés sur le thrésor public.

mêlée avec le Gaulois & le Celtique, la
langue Latine forma la langue Romance, & de la langue Romance mêlan-
gée de termes & de tours Tudesques
c'est-à-dire de la langue des Francs,
s'est formée peu à peu la langue Françoise que nous parlons aujourd'hui.

Les Sçavants des Gaules, outre la
langue Latine qu'ils possédoient, con-
servèrent aussi la langue Grecque,
qu'ils parloient déja non-seulement à
Marseille, mais encore dans plusieurs
Provinces. Tout le monde sçait que,
dans les premiers siécles de l'Eglise, la
langue Grecque étoit fort en usage, &
que les premiers Docteurs, formés par
le Christianisme, écrivoient en Grec.

Les Romains eux-mêmes, si jaloux
d'établir avec leur Domination, leurs
loix & leur langue, n'avoient jamais
essayé de détruire la langue des Grecs.
La Gréce étoit le centre de l'urbanité,
des mœurs & des loix. (*g*) Les Grecs
avoient une langue fondée sur des
principes & des régles invariables, des
Auteurs éloquens & qu'ils chérissoient,
des ouvrages utiles en tout genre, des
Arts accrédités ; enfin le peuple étoit

(*g*) Mem. de l'Acad. des Inscript.

gouverné suivant son gout & par des Magistrats qu'il se choisissoit.

Les Romains, enchantés par la douceur de la langue des Grecs, enchaînés, pour ainsi-dire, par leurs Auteurs & surtout par les sciences dont l'empire est si séduisant, allèrent chez eux pour les entendre & pour y acquérir toute sorte de connoissances. Les Sénateurs les plus austères étoient presque forcés d'apprendre la langue Grecque ; elle étoit pour eux une source inépuisable des plus grandes beautés ; encore aujourd'hui elle l'est pour quiconque a le gout des meilleures choses.

Les Gaulois au contraire n'avoient ni loix, ni histoire, ni ouvrages écrits dans leur langue, du moins qui fussent connus. Que de raisons d'ailleurs, que d'avantages pour eux en adoptant la langue des Romains ! Tout conduisoit à Rome ; on y obtenoit les plus belles places ; les Magistrats, les Gouverneurs de Provinces, les Commandants des troupes y étoient choisis ; l'appas du gain, le Commerce, les Arts, y avoient leur centre, & ce fut sur ce même pied que tout se passa dans les siécles qui fuivirent la conquête des Gaules, jufqu'à la décadence de l'Empire Romain & l'inondation des Barbares.

Ces détails ne nous éloignent point, autant qu'on pourroit le croire, de l'Hiftoire de la Médecine, notre objet principal. Perfonne n'ignore qu'entre toutes les Sciences cultivées avec fuccès par les Grecs, la Médecine a toujours tenu une place fort diftinguée. Dans tous les temps les Médecins Grecs ont été & font encore recherchés de ceux qui veulent fe fignaler dans leur profeffion. La Médecine exercée d'abord par les Patriarches & les Princes des peuples, altérée par leurs imitateurs, adoptée par les premiers Philofophes qui la regardoient avec raifon comme l'étude de la Nature, fut depuis réduite en Science & féparée de la Philofophie vers le temps & furtout par les foins d'Hipocrate, homme d'un génie fupérieur & d'une vafte érudition. L'étude & l'obfervation, aidées par une certaine tradition de connoiffances héréditaires dans fa famille, lui avoient beaucoup appris. Il étoit iffu d'Efculape fort célébre dans

fon Art, & qu'un peuple idolâtre & fu-
perftitieux avoit mis au rang des Dieux,
ainfi que tous ceux qui les premiers
s'étoient diftingués dans les Arts utiles
à l'Humanité.

Avant Hippocrate, on fe conduifoit
en Médecine par le feul Empirifme,
c'eft-à-dire, par l'Expérience. D'abord,
au rapport d'Hérodote & de Strabon,
on expofoit les malades dans les rues
à la curiofité des paffants, afin que fi
par hazard quelqu'un avoit connoiffan-
ce de la maladie du patient, il pût dire ce qu'il en fçavoit, & ce qu'il avoit
vu réuffir en pareil cas.

Lorfque les Temples furent bâtis,
on eut grand foin d'y porter les malades, tant parce que les Temples
étoient fort fréquentés, que parce qu'ordinairement les Prêtres étoient Médecins. Les malades fouvent y paf-
foient la nuit. L'Oracle confulté, le
Prêtre fe ménageoit adroitement le
temps de rendre une réponfe qu'il avoit
encore l'art d'embaraffer dans des termes ambigus, fufceptibles de différens
fens. Si le malade guériffoit on écrivoit fur les murs du Temple l'hiftoire
de la maladie, des remédes & de la
guérifon.

Les Juifs, (*h*) les Phœniciens suivoient cette coutume, & c'eſt ſurtout,
dit Pline, d'après ce recueil d'obſer-
vations copiées dans le temple d'Eſculape, qu'Hippocrate avoit formé la
Médecine Clinique. Cet uſage d'expoſer les malades dans les rues étoit auſſi
établi dans l'Ibérie, au rapport de Ru-
fin dans ſon Hiſtoire Eccléſiaſtique (*i*).

Parmi les Médecins Empiriques, il
y en avoit pluſieurs qui prétendoient
avoir l'art de deviner les maladies,
d'interprêter les ſonges, de prédire
l'avenir. D'autres évoquoient les Eſ-
prits infernaux. Enfin l'Empiriſme s'é-
tayoit, ainſi qu'il fait encore aujour-
d'hui, de tout ce qui devoit ſervir à
l'écraſer.

Quatre cent cinquante ans avant
J. C. Hippocrate, iſſu des Héraclides
par ſa mère, d'Eſculape & de Jupiter
par ſon père, vint, & établit ſur des
fondemens plus ſolides, à l'aide de ſes

(*h*) *Suidas refert olim fuiſſe in Templi Salo-
monis veſtibulo librum remediorum cujuſvismor-
bi inciſſum, quem revulſit Ezechias Rex, quòd
populus, neglecto Deo nec invocato, ſanatio-
nem malorum inde peteret.*

(*i*) Livr. X. Chap. x.

grandes connoissances , une Science dont les commencemens avoient été si foibles & si fragiles. Bien-tôt cette Science s'étendit au loin par les descendants & les disciples de ce grand homme , avec d'autant plus de facilité & même d'intégrité , qu'alors la Médecine se conservoit comme un dépôt sacré dans un petit nombre de familles. La tradition est la voye la plus sûre pour conserver tout art fondé principalement sur la multitude des faits & sur l'expérience.

Tandis que la Doctrine d'Hippocrate s'établissoit & s'affermissoit , que la Gréce s'immortalisoit par sa Langue , ses Poëtes , ses Orateurs , ses Historiens , ses Philosophes & ses Ecoles ; les Gaulois avoient leurs Lettrés. Si , par un préjugé ancien , devenu national , ils ne vouloient rien laisser à la Postérité par écrit , on sçait par ceux qui vivoient de leurs temps ou peu après eux , qu'ils excelloient dans toutes les Sciences. Ils étoient Géographes , Astronômes , Orateurs , Poëtes , Philosophes , Médecins. Marseille , Autun , Narbonne , Lyon , Arles étoient renommés par leurs Colléges & leurs Sçavants.

Galien, qui vivoit vers le milieu & à la fin du deuxiéme siécle de l'Ere Chrétienne, parle avec beaucoup d'estime de la personne & des Ecrits de Démosthene le Gaulois. Crinias & Charmis sont cités par Pline comme deux Médecins de grande réputation.

Démosthene, né à Marseille, étoit éléve d'Alexandre Philalethe. Ce dernier étoit attaché à la Secte d'Hérophile, sorti de l'école d'Alexandrie (k) où il suffisoit d'avoir étudié la Médecine pour être préféré même aux Médecins les plus expérimentés. Il n'est point de Médecin, un peu renommé dans l'Histoire, qui n'ait été Disciple d'un grand Maître. La Médecine ne s'apprend qu'avec les Médecins & les malades. On ne se forme point tout seul. Il faut un guide expérimenté, sans quoi l'on s'égare dans les systêmes, ou l'on donne dans l'Empirisme. Ce Demosthene Gaulois, en suivant les préceptes de son Maître, recherchoit & étudioit les causes des maladies, avant de les traiter. Il avoit une gran-

(k) *Pro omni experimento sufficit Medico ad commendandam Artis autoritatem, si Alexandria se dixerit eruditum.* Amm. Marcell.

de connoissance du pouls, connoissance fondée sur la structure du cœur & des artères, & sur l'Anatomie qui avoit été cultivée avec soin par ses maîtres (*l*). Il a laissé quelques écrits cités par Galien, Marcel l'Empirique, Aëtius & Oribase. Reinesius dit (*m*) qu'il y a quatre ou cinq siécles qu'on lisoit encore les ouvrages de Demosthene le Gaulois, & surtout son *Traité des maladies des yeux* (*n*).

Crinias étoit aussi de Marseille, & vivoit en même-temps que Démosthene, c'est-à-dire dans le premier siécle de l'Ere vulgaire. Après avoir professé quelque-temps la Médecine dans son Pays, il alla s'établir à Rome. Thessale alors s'y attiroit tous les regards. Il avoit sçu se faire une grande réputation par les moyens qui auroient dû le perdre, en déclamant sans pudeur contre les Médecins qui l'avoient pré-

(*l*) L'école d'Alexandrie s'attachoit principalement à l'Anatomie. On a même voulu reprocher à Hérophile d'avoir poussé sa passion pour l'Anatomie, jusqu'à disséquer des hommes vivans; reproche absurde & sans fondement.

(*m*) Variar. Lection. Libr. III.

(*n*) Histoire Littéraire de la France.

cédé , renverſant toutes les opinions reçues & s'arrogeant le droit de faire de nouvelles loix. Lorſqu'il paroiſſoit, le peuple le ſuivoit en foule, comme un Comédien qui alloit au théâtre , ou comme un Athlete qui alloit au Cirque (o).

Crinias, à peine arrivé, diminua beaucoup le crédit de Theſſale , & partagea avec lui la Pratique de Rome. Il joignoit à l'étude de la Médecine celle des Mathématiques & de l'Aſtrologie. Chaque fois qu'il ordonnoit à ſes malades , on prétend qu'il conſultoit les aſtres. Il obtint l'eſtime & la confiance publique, & amaſſa de grands biens. De ſon vivant il paya les fortifications de pluſieurs Villes, & il laiſſa après ſa mort à la Ville de Marſeille ſa patrie, dix millions de ſexterces qui peuvent revenir à un million ou douze cents mille livres de notre monnoye.

On vit encore dans la capitale du monde entier un troiſiéme Médecin Gaulois, de Marſeille , nommé *Charmis*, dans le même-temps qu'y brilloient Crinias & Theſſale ſon Emule. Charmis ſe diſtingua en renouvellant un re-

(o) Hiſt. Litter. de la France *in*-4°.

méde qui étoit tombé dans le difcrédit par la mort de Marcellus. Les bains froids avoient été en ufage fous l'Empire d'Augufte qui lui même les avoit pris, ainfi qu'Horace, par le confeil d'Antoine Mufa; Charmis les confeilla de nouveau. A la vérité les bains chauds ne devoient pas être fans quelques inconvéniens fous un climat brulant, tel que celui de Rome. Auffi le célebre Vitruve avoit-il conftruit des bains publics, affortis au befoin du climat. En fortant de la chambre des bains chauds, appellée *Thermæ*, on paffoit par une autre chambre, appellée *Frigidarium*, dans laquelle il n'y avoit que de l'eau froide; & il eft probable, ou qu'on la verfoit fur le corps, ou qu'on paffoit rapidement deffous. Galien qui eftimoit les bains, & qui lui-même en ufoit tous les jours, à moins que fes grandes occupations ne le lui permiffent pas, paroît approuver cette méthode.» Les »bains chauds, dit-il, ouvrent les pores de la peau, l'eau froide les raffermit, les refferre & fait fur eux le même effet qu'elle produit fur le fer au fortir de la fournaife«.

Quoiqu'il en foit, Charmis ordon-

noit en tout temps & de préférence
les bains d'eau froide ; *merſit in lacus.*
Pline , qui écrivoit vers la fin du premier ſiécle , dit qu'il avoit vû de graves
Sénateurs , conduits par Charmis , faire gloire de geler de froid dans l'eau ,
uſque ad oſtentationem rigentes. Il paroît que Charmis , ainſi que Crinias ,
faiſoit payer cher ſes conſeils. Il mourut fort riche. Lorſque dans une grande Ville le luxe ne connoit plus de
bornes , les talens en réputation n'ont
plus de prix.

Probablement ces trois Médecins
Gaulois avoient été formés par d'autres Médecins leurs prédéceſſeurs , &
ſervirent auſſi à en former d'autres
dans leur patrie. Mais l'hiſtoire n'en
fait pas mention. On ſçait ſeulement
que les Gaules , outre des Médecins ,
fournirent encore à l'Italie des Philo-
ſophes , des Orateurs , des Poëtes , des
Sénateurs , des Conſuls , des Empereurs même. On ſçait encore qu'avant
& pendant les premiers ſiécles du Chriſtianiſme on cultivoit dans les Gaules
la langue Grecque avec autant de ſoin
que la langue Romaine ; que les Sçavants, ſoit Théologiens , ſoit Médecins

écrivoient en Grec ; que , plusieurs siécles même après , les Arabes , voulant usurper l'Empire des Lettres échappé aux Grecs & aux Romains , ne pûrent long - temps dissimuler aux yeux de nos ancêtres les sources où ils avoient puisé toutes leurs sciences. Tant il est vrai que la Médecine des Grecs fut presque toujours connue & observée dans les Gaules, & que , dans les siécles d'ignorance , on en avoit au moins des Manuscrits cachés dans les Bibliothéques.

Nous conviendrons cependant que dans tous les temps on a vû des Médecins s'écarter de la Doctrine d'Hipocrate , se frayer une route nouvelle, & se faire quelque réputation, quoique passagére. De ce nombre ont été Asclépiade , l'ami de Cicéron , Thessale dont nous avons parlé, Chrisippe , Erasistate , Hérophile. Galien dit que ce dernier , en voulant traiter à fonds la connoissance du pouls & l'assujettir à l'harmonie & aux mesures de la musique , avoit donné tête baissée dans mille absurdités. Chaque siécle a eu & aura ses Charlatans & ses duppes

Asclépiade , de Rheteur qu'il étoit ,

se mit en tête de devenir Médecin.
Quoique la Médecine d'Hippocrate &
des Grecs ne fût point alors dominante à Rome (*p*), elle n'y étoit pas absolument inconnue. Peut-être suffisoit-
il qu'elle vînt des Grecs pour y être
rejettée. On y suivoit pour guide en
Médecine les augures, les charmes,
les amulettes, la devination. On avoit
d'ailleurs une haine bien décidée pour
Archagatus & ses Sectateurs qui avoient
décrié la Médecine, en n'employant
dans le traitement des maladies que le
fer & le feu, brulant, coupant, scari-
fiant à tout propos. Ce fut dans ces cir-
constances favorables qu'Asclépiade
parut. Plus occupé de plaire que d'être
utile, chaque jour il apprêtoit des discours étudiés qu'il debitoit avec Art
& avec Éloquence. Il s'étoit fait une
Théorie tirée de la Philosophie d'E-
picure. Cette Philosophie l'aidoit
encore à s'accréditer, en lui donnant
une grande facilité à expliquer tout
ce qui se présentoit à lui. Sa pratique
étoit assortie à sa Théorie : ni sai-

(*p*) Ce ne fut que trois siécles après que
Galien procura à la Doctrine d'Hippocrate toute l'autorité qu'elle méritoit.

gnée,

gnée, (*q*) ni purgations, ni vomitifs,

(*q*) Ce que les Historiens nous disent des différens caractères des Médecins les plus accrédités de Rome auroit lieu de nous étonner, si nous ne voyions pas reparoître, comme par intervalles, des hommes aussi singuliers. La Postérité aura peine à croire qu'on ait vû à Paris un Médecin étranger, fort à la mode & fort couru, qui cependant rejettoit de sa méthode, saignées, purgations, lavements, quinquina, opium, émétique, lait, bains, eaux-minérales, vésicatoires, &c &c. &c. Toute sa pratique se bornoit à conseiller des frictions, du mouvement, de l'exercice, de longues promenades à pied, l'usage du vin, de la viande froide. D'une thése particulière, vraye, il en faisoit une trop générale, & croyoit que toute fiévre étoit nécessaire à la guérison des maladies ; il excitoit cette fiévre, l'allumoit, l'entretenoit par des remédes chauds & actifs, peu ou point de remédes chimiques, beaucoup de Cordiaux, de Gommes précieuses, de la Myrrhe, de l'Alöes, de la Gomme Ammoniaque, du Sagapenum, des Beaumes, des poudres & autres fratras de l'ancienne Médecine Arabesque. Son tempérament froid influoit sans doute sur sa conduite. Il ne croyoit jamais pouvoir assés augmenter le cours du sang & des humeurs pour faciliter des crises dont il attendoit patiemment la guérison du malade ; méthode perfide dans les maladies aigues, capable seulement d'amuser ceux qui s'imaginent être malades. Aussi ne lui a-t-on vû traiter ou guérir que des femmes, des vaporeux & des mélancoliques, &c.

B

un certain régime de vie , peu d'aliments , des boiſſ ns glacées , des
bains, des frictions , de la promenade ; voilà les moyens dont Aſclépiade
ſe ſervoit pour traiter ſes malades. Il
permettoit volontiers le vin; & même,
ce qui eſt inconcevable & extravagant,
il en permettoit juſqu'à l'excès aux
Phrénétiques , afin , diſoit-il , de les
calmer en les endormant. Tous les jours
il imaginoit de nouveaux remédes. Si
les malades ne pouvoient dormir , il
les faiſoit ſuſpendre dans des lits en
l'air & les faiſoit bercer. On aſſure
même qu'il les mettoit dans des bains
ſuſpendus , choſe incroyable. Il eut
l'audace de défier la Fortune , aſſurant
qu'il conſentoit qu'on ne le crut pas
Médecin , ſi jamais il étoit malade.
Pline , qui à force d'aimer à dire des
choſes ſingulières , s'eſt fait donner
d'aſſés facheuſes épithétes , prétend
qu'il mourut d'une chûte dans une
grande vieilleſſe. Suidas au contraire
aſſure, que dès la première fois qu'Aſclépiade eut beſoin de ſon art , ſon art
lui manqua , & qu'il mourut d'une inflammation de poitrine. Si Aſclépiade
eût étudié de bonne heure la Médeci-

ne & dans les meilleures fources, avec les talens qu'il avoit, il auroit pû rendre de grands fervices à fa profeſſion. Mais lorſque l'eſprit eſt prévenu & rempli d'autres connoiſſances, rarement fait-on beaucoup de progrès dans une ſcience auſſi étendue & qui demande toute la jeuneſſe pour en apprendre les principes, & toute la maturité de l'âge pour les méditer, fe perfectionner & pratiquer avec jugement & réflexion. Quand on a multiplié ſes connoiſſances fans ordre & fans projet formé, il arrive feulement qu'on fçait beaucoup, qu'on doute long-temps, & qu'on finit par ne croire à rien.

Chryfippe, ainfi qu'Aſclépiade & fon difciple Eraſiſtrate, ne fe diſtingua qu'en renverfant les Dogmes reçus en Médecine, voulant introduire de nouvelles régles, & bannir abfolument de l'art de guérir, les faignées, les purgations, les vomitifs & autres remédes généraux. On dit de lui que ce qui le caractérifoit particulièrement c'étoit une volubilité de parole & un babil extraordinaire. Si ce prétendu talent peut plaire à quelques affiſtants defœuvrés, ce ne devroit certainement pas être aux malades. B ij

Erafiftrate, fi connu par l'hiftoire du fils de Se eucus, dont il découvrit la paffion pour Stratonice fa belle-mère, vivoit 280 ans avant J. C. il s'étoit déclaré abfolument contre les remèdes fort compofés, les grandes recettes, les faignées & les purgations. Lorfqu'il falloit faigner, il employoit la ligature, il confeilloit la diéte, les bouillons d'Orge, de Citrouille, l'huile & l'eau mêlées enfemble, les lavements, les fomentations. Il faifoit préparer avec grand foin une boiffon faite uniquement avec la Chicorée. Il ne vouloit point qu'on arrachât les dents, qu'on fît la ponction aux Hydropiques; & cependant dans le traitement des Squirres du Foye il faifoit ouvrir le ventre & appliquer fur le Foye même, des cataplafmes. On affure qu'enuyé de vivre & arrivé à une extrême vieilleffe avec un ulcère au pied, dont il n'avoit pû fe guérir, & dont il fouffroit beaucoup, il s'étoit empoifonné en avalant du fuc de Cigüe.

Si quelques Médecins de l'Antiquité ont voulu fe diftinguer, en s'écartant de la médecine des Grecs, un plus grand nombre, en la suivant scrupuleuement, s'est acquis une réputation méritée. Théophraste, Dioscoride, Paul d'Egine, Alexandre de Tralles, Oribase, Aretée, Théophile, Aetius, Actuarius, Myrepsus & autres Grecs du moyen âge ont rendu de très grands services à la Médecine, & ont surtout contribué à former cette chaîne non interrompue de bons Médecins qui des Grecs sont venus jusqu'a nous.

Quoiqu'il n'entre pas dans notre plan de parler des Médecins Grecs & Latins, mais seulement de ceux qu'ont fourni les Gaules, pour nous conduire peu à peu jusqu'au berçeau de la Faculté de Médecine de Paris, dont nous nous proposons d'écrire l'histoire; la Médecine cependant doit trop à Galien pour que nous n'en faisions pas une mention spéciale.

Galien naquit à Pergame environ 550 ans après Hippocrate, vers le milieu du deuziéme siécle de l'Ere Chrétienne, & vécut sous les Empereurs Antonin, Marc-Aurele, Lucius-Vérus, Commode & Sévère. Instruit dès son enfance par les soins & sous les yeux d'un père fort sçavant, Galien avoit étudié la Philosophie, suivant les différentes sectes qui régnoient alors. Il avoit voyagé exprès pour s'instruire. Une grande connoissance de l'Anatomie & des remédes en usage, une étude profonde & réfléchie des œuvres d'Hippocrate & de tous les Médecins qui l'avoient précédé, avoient mis Galien en état de combattre avec beaucoup d'avantage & de supériorité les Médecins ses contemporains qui ne pensoient pas comme lui. Ferme & inébranlable dans les bons principes qu'il s'étoit choisis, il réfutoit habilement les Sophismes des esprits faux de son siécle, terrassoit les Empiriques, peste si ordinaire dans les Villes peuplées & sur-tout dans les Palais des Grands, la plûpart faits pour être trompés, parce qu'ils veulent qu'on les flatte. C'est sur-tout à Galien que la Médecine doit sa certitude & la plûpart de ses connoissances. Ceux qui sont venus après lui, Grecs, Latins, Arabes, n'ont fait aucune difficulté de le copier & d'enrichir, à ses dépens, souvent même sans le nommer, leurs compilations maigres & décharnées & toujours fort inférieures à leur modéle.

Il est le seul qui ait osé former ce corps de Médecine qu'Hippocrate désiroit & qu'il n'espéroit pas qu'on pût jamais établir. Les Empereurs lui confièrent leur santé. La Gréce & l'Italie le comblèrent d'honneurs & de louanges. Peu de Médecins osèrent s'égaler à lui. Si les ignorans, qui n'ont de ressource, pour s'élever & se soutenir, que la cabale & l'intrigue, réussirent à l'éloigner de Rome par de basses manœuvres, on fut forcé de le rappeller & la Renommée lui donna la première place. Enfin il effaça par son sçavoir, son habileté, son expérience, la multitude de ses écrits, tous les Médecins qui l'avoient précédé, excepté cependant Hippocrate, à qui de tous les temps & dans tous les siécles est resté à juste titre le nom de *Prince de la Médecine*

Galien avoit une facilité singulière dans le Prognostic que lui avoit donné sa grande expérience & son application à observer. Sans doute il abusoit quelquefois de cette facilité à prédire ; mais très - souvent elle lui réussissoit. Il parloit aussi trop avantageusement de lui-même, trop souvent d'après lui - même & d'un ton trop décidé, défaut quelquefois pardonnable aux grands hommes, si souvent à portée de sentir, presque malgré eux, leur supériorité.

Si nous ne rendons pas à Celse le tribut de louanges qu'il mérite, si nous ne lui témoignons pas la reconnoissance que nous lui devons, c'est parce qu'il n'entre pas dans notre projet de parler de tous les anciens Médecins célébres. Au reste Celse étoit sçavant & éloquent. Son style est digne des plus beaux siécles de Rome. On a dit de lui *Musas Romano jussimus ore loqui.* On croit qu'il naquit sous l'Empire de Tibére. C'étoit un de ces génies rares qui parlent & écrivent bien sur toute forte de sujets. Il avoit traité de la Rhétorique & de l'Art Militaire. Ces Ouvrages ont péri ; mais ceux qu'il a laissés sur la Médecine, donnent de lui la plus grande idée. Il avoit eu le bon esprit de choisir ce que toutes les sectes lui présentoient de meilleur, sans s'attacher à aucune. Il paroît qu'il n'a pas exercé la Médecine, ni même la Chirurgie, dont il a néanmoins écrit d'après Hippocrate, mieux que qui que

ce soit de l'Antiquité. Il est bon d'observer que dans tous les siécles &
même dans celui où nous vivons,
quoique fertile en bons Chirurgiens,
ce sont les Médecins qui ont donné les
meilleurs traités sur la Chirurgie qu'ils
n'exercent point. C'est une erreur (di-
sons-le en passant) de croire que les
Médecins Anciens étoient tout à la fois
Médecins, Chirurgiens & Pharmaciens,
& que le même homme réunissoit la
Théorie & la pratique de ces trois
professions. Hérodote prétend au contraire qu'il y avoit des Médecins pour
toutes les maladies & même pour les
différentes parties du corps, ce qui,
sans doute par une suite de tradition
& à cause des bornes trop étroites de
l'esprit humain, subsiste à peu près de
même aujourd'hui. » Les uns, dit Héro-
»dote (r), s'attachoient aux dents, d'au-
»tres aux maladies des yeux, aux mala-

(r) *Unius morbi & non plurium unusquis-
que medicus est. Omnia verò plena sunt medicis, alii capiti, alii dentibus, alii oculis,
alii ventri, alii occultis morbis sanandis sunt
destinati.* Herodot. Libr. 2. Vide etiam Prosp.
Alp. Libr. 1. Cap. 1.

B v

dies cachées. Ce n'étoit donc pas le même homme qui prétendoit posséder la Théorie & la pratique de toutes les parties de l'art de guérir. Il est vrai cependant qu'il s'est quelquefois rencontré, dans l'espace de plusieurs siécles, de ces génies (*ſ*) rares & universels, qui ont également bien connu toutes les différentes parties de la Médecine, & qui en ont laissé des traités sçavants, dignes de l'immortalité dont ils jouissent.

Il ne faut pas s'étonner si la Chirurgie des Grecs s'étoit presque ensévelie & anéantie avec eux, pour ne reparoître avec éclat dans l'Europe que lorsque les traductions des livres Grecs ont été multipliées & aidées des découvertes de l'Anatomie. Il falloit que le flambeau de cette science éclairât de nouveau des routes difficiles & dangereuses, que la pratique & l'expérience des Grecs & des Latins leur avoient autrefois applanies. Enfin il falloit dans ce Royaume, surtout sous un Régne belliqueux & souvent triomphant, un grand nombre d'occasions

(*ſ*) Lorsque Galien étoit à Pergame il exerçoit la Chirurgie, & jamais à Rome, parce qu'il y avoit de bons Chirurgiens.

capables de former & d'agguerrir nos Chirurgiens. Car pourquoi le diffimuler ? La Chirurgie telle que nous l'enfeignons maintenant, n'a pas en France une origine auffi ancienne qu'on voudroit bien le faire croire. On peut confulter fur cet article Lanfranc de Milan, dans fa grande Chirurgie, & Guy de Chauliac dans fon Chapitre fingulier. Les Laïcs, auxquels la Chirurgie étoit abandonnée, ont été fort long-temps dans l'ignorance la plus craffe ; & c'eft fur-tout à la Faculté de Médecine de Paris que la Chirurgie doit fon exiftence. La Médecine, au contraire, toujours exercée par des *Clecrs* ou *Lettrés*, étoit mieux connue & mieux enfeignée, étant principalement fondée fur l'Obfervation & l'Expérience. Elle préfentoit continuellement dans les Livres & chez les malades, des tableaux fidèles & exacts des maladies qui repaffoient fous les yeux prefque à chaque inftant. On pouvoit avec de l'étude, de l'application, de l'expérience, un jugement fain & droit, bien mieux qu'avec tous les fyftêmes d'une Phyfique de Théorie & d'imagination, fuivre la marche réglée des maladies, en

* B vj

étudier les caufes , en obferver les fignes & les fymptômes , en faifir les
indications, en prévoir les accidens ,
en écouter les crifes , en prédire les
fuites , en fixer l'événement. Auffi de
fiécle en fiécle , depuis les Grecs
fondateurs de la bonne doctrine en
Médecine , n'a-t-on prefque pas ceffé
de voir de grands Médecins , utiles
à leur patrie , recherchés des Maîtres
du monde & néceffaires au bonheur
de leur Empire? C'eft pourquoi les Empereurs Romains , pourvoyant à tout
par la fageffe de leurs Loix , ont accordé des priviléges fort étendus aux
Profeffeurs en Médecine , & les ont
comblés d'honneur. Jules Céfar leur
avoit donné le droit de Bourgeoifie
dans Rome , honneur diftingué. Augufte ne s'étoit pas contenté d'enrichir
Antoine Mufa fon Médecin , de lui
accorder le droit de porter un anneau,
de lui faire élever une Statue près du
Temple d'Efculape , il avoit encore
exempté tous les Médecins des charges publiques : *Dederat univerfo Medicorum ordini immunitatem munerum* (t).
Ces priviléges furent confirmés fous

(t) Cod. Juftin. de Medic. & Profefforib.

les

les Empereurs Vespasien , Adrien &
Antonin. Dans la suite on borna le
nombre des Médecins dans chaque
Ville , afin que l'exemption ne pût devenir onéreuse , & que la Médecine
ne servît pas de prétexte pour éviter
les charges publiques. On jugea encore qu'il ne falloit pas accorder l'immunité à ceux même qui étoient du
nombre prescrit par la loi , sans le consentement public , *invito ordine (u)*.
Ce qui prouve , ajoute Godefroy ,
célèbre commentateur des Instituts de
Justinien , que l'immunité accordée aux
Médecins ne l'étoit que par décret des
Décurions : *Quod argumento est ex de-
creto Decurionum immunitatem Medicis
tributam.*

Sous l'Empereur Commode , Galien
avoit obtenu les plus grands honneurs
& on lui avoit dressé une Statue. L'Empereur Sévère récompensa les Médecins au dépens du thrésor public : *Mé-
dicis annonas ex publico addidit (x)*.
Diocletien & Maximien accordèrent
plusieurs immunités à ceux qui profes-
soient la Médecine. Constantin , sur-

(u) Idem.
(x) Idem.

tout , & après lui Théodoſe & Honorius confirmèrent ces priviléges quelque grands qu'ils paruſſent. Julien , protecteur des Lettres , Lettré lui-même , fit exempter les Médecins des charges publiques , lorſqu'il trouva que, contre la Loi, on avoit voulu les y aſſujettir. En conſultant les Loix Romaines & le Code de Juſtinien , on trouvera des témoignages authentiques de tout ce que nous avançons.

On lit dans Caſſiodore, qui vivoit au fixiéme fiécle , un article fait à l'honneur de la Médecine & de celui qui étoit décoré du titre de *Comes Archiatrorum*, premier ou Comte des Médecins de la Cour. Pour entendre ce terme il eſt bon de ſçavoir que dans toutes les grandes Villes il y avoit , ainſi que nous l'avons déja dit , un nombre fixe de Médecins qui avoient le titre d'*Archiatre* (*y*). Celui qui étoit le premier , ſoit dans la Ville , ſoit dans le Palais de l'Empereur , à Conſtantinople ſur-tout , ſe nommoit *Comes Archiatrorum*. Il étoit d'autant plus hon-

(*y*) En Allemagne aujourd'hui ce titre *d'Archiatre* ſe donne aux Médecins penſionnés des Villes.

norable de porter ce titre qu'on n'en étoit redevable ni à l'intrigue, ni à la cabale, ni à la baffe flaterie, mais toujours au mérite. Lorfque le *Comes Archiatrorum* mouroit, on ne pouvoit lui en fubftituer un autre que fur le témoignage au moins de fept de fes plus anciens confrères. Cette loi faite fous le Confulat des Empereurs Valens & Valentinien, vouloit encore qu'un Médecin penfionné n'oubliât jamais qu'il y avoit plus d'honneur à acquérir pour lui, en fervant le peuple, qu'à fe rendre baffement l'efclave des riches : *Honeftè obfequi tenuioribus malint, quàm turpiter fervire divitibus.* Il lui étoit permis de recevoir la récompenfe de fes fervices, mais jamais ce que les mourants promettoient pour recouvrer la fanté : *Quos etiam ea patimur accipere quæ fani offerunt pro obfequiis, non ea quæ periclitantes pro falute promittunt.* Si on prenoit tant de précautions pour choifir les Archiatres, le crédit de *l'Archiatrorum Comes* devoit être fort grand. En Europe aujourd'hui le feul premier Médecin du Roi de France porte ce titre. En Efpagne & en Italie les premiers Médecins s'appellent fim-

plement *el Protomedico*. Dans la formule de réception ou de preftation de
ferment qui étoit d'ufage & que Caf-
fiodore à confervé, l'Empereur donnoit à fon Médecin un pouvoir fort
étendu fur fa perfonne : *Habeto fiduciam
ingrediendi quæ magnis folent pretiis com-
parari.* Ainfi il avoit le droit des grandes entrées chez l'Empereur, droit qui
ne s'accordoit qu'aux premières Charges. » Les autres, continue la formule,
»nous fervent à titre de foumiffion &
»vous à titre de fupériorité. Vous pou-
»vez nous affujettir à votre volonté,
»combattre nos gouts, nos paffions,
»nous contredire, enfin avoir fur nous
»un pouvoir égal à celui que nous avons
»fur les autres : *Fas eft tibi nos fatigare
jejuniis, contrà noftrum fentire defide-
rium, & in locum beneficii dictare quod
nos ad gaudia falutis excruciet, talem tibi
denique licentiam noftri effe cognofcis,
qualem nos habemus in cæteros.*

Entre les Médecins Gaulois qui ont
joui de ces honneurs & de ces priviléges fous les Empereurs de Rome,
Jules Aufone, natif de Bordeaux, &
qui vivoit au quatriéme fiécle (ζ) fut

(ζ) Il mourut en 377.

fort recommandable par sa probité, la régularité de ses mœurs, & par une si grande attention à remplir tous ses devoirs, que plusieurs Auteurs célébres l'ont mis au nombre des Chrétiens. Il étoit Archiatre de Valentinien premier, Préfet d'Illyrie, & père du Poëte Ausone, Précepteur de Gratien (*a*). Alors les premiers Médecins étoient nommés aux plus hautes charges de l'Empire (*b*). Il semble néanmoins qu'Ausonne n'avoit seulement que comme honoraires le titre, le rang & les appointemens de Préfet. Il fut de même Sénateur à Rome & à Bordeaux.

Marcel, aussi de Bordeaux, Maître des Offices, sous les Empereurs Théodose & Arcadius, étoit Médecin. Il fut surnommé *l'Empirique*, sans doute à cause d'une Collection qu'il avoit faite avec beaucoup de soin d'un grand nombre de recettes ou de formules de remédes appropriés à toutes les maladies du corps humain. Son dessein,

(*a*) Hist. Littéraire de France Volum. 1. pag. 215.

(*b*) Les premiers Médecins des Rois & des Reines de France, de temps immémorial ont le titre & les honneurs de *Conseiller d'Etat.*

en formant ce Recueil, étoit de donner
à ses enfants, à qui il le dédioit, des
moyens de se guérir par des remédes
simples & faciles. Il leur conseille cependant, lorsqu'il s'agira d'employer
des remédes plus composés, de s'ad-
dresser aux Médecins les plus habiles,
& de ne rien faire sans leur avis. Il paroît n'avoir point étudié en Médecine,
mais seulement avoir fait sa Collection
d'après des Médecins anciens & modernes (c), d'après ce qu'il avoit ouï
dire, ou ce que les gens de la campagne
& le petit peuple avoient employé par
hazard. On peut ajouter qu'en quelques endroits de cette Collection, il
y a plus de superstition que de jugement. On doit même s'étonner que
Marcel, qui étoit Chrétien, debitât sé-
rieusement des choses vaines & ridicu-
les, des prestiges (d) & des rêveries,
témoin le conseil qu'il donne à ceux
à qui il est entré de petites pailles dans
les yeux. Il veut qu'ouvrant l'œil avec

(c) Il ne dissimule pas d'avoir beaucoup
appris d'Ausone son compatriote.

(d) Galien rapporte que Xenocrate, Aphro-
disien & Pamphile avoient farci leurs écrits
de semblables misères.

trois doigts de la main gauche fans anneau , on crache trois fois en difant autant de fois *Rica Rica Soro (e)*. Après la lettre en forme de préface, adreffée à fes enfans ; Marcel donne quelques lettres de différens Médecins. Il y en a deux d'Hippocrate, une de Largius Defignatianus, une de Pline, deux de Celfe, & une affés curieufe de Vindicien. Ce dernier écrivoit à l'Empereur Valentinien & prenoit le titre d'*Archiatrorum Comes*. Il fut auffi Proconful & Vicaire des Préfets.

Après Marcel l'Empirique, qui probablement étoit Médecin ou en faifoit la profeffion , comme tant d'autres, fans la trop fçavoir (*f*) Symmaque l'Orateur, & Macrobe fur-tout, parlent avec beaucoup d'éloge d'un Médecin d'Aquitaine, nommé *Difaire*. Ce Médecin avoit fuivi à Rome une perfonne d'une très grande diftinction, réfolu de paffer fes jours auprès d'elle. Il parut avec éclat dans cette Capitale de l'Empire, & y acquit le premier

(*e*) Hift. Littéraire de France , *Tom.* 2. *pag.* 52.

(*f*) Hift. Littéraire. *Ibid.*

rang entre ceux de fa profeſſion. Mais, ayant perdu ſon patron, il ne put re-fuſer aux inſtances de ſon père, de retourner dans ſa patrie. Macrobe, ſi connu par ſes écrits, dans le nom-bre de ſes conférences, nous en a laiſſé une dans laquelle il défére à Diſaire l'honneur de porter la parole ſur la queſtion de ſçavoir ſi la digeſtion ſe fait mieux en ne prenant qu'une nour-riture ſimple qu'en uſant de diverſes viandes. Diſaire ſoutint, en faveur de l'opinion qui établit que la nourriture ſimple eſt plus facile à digérer, & il le prouve par l'expérience, le raiſon-nement & l'authorité. Probablement Diſaire a vêcu au-dela de l'an 420 (*g*), ſi l'on en juge par les Interlocuteurs que Macrobe introduit dans ſes Con-férences.

Si l'Empire récompenſoit les Méde-cins par de grands honneurs, de gran-des charges, des priviléges & une eſtime particulière, le Sacerdoce ne les honoroit pas avec moins d'atten-tion & même de prédilection. Dès l'o-rigine du Chriſtianiſme les premiers Pères de l'Egliſe crurent qu'il ſeroit

(*g*) Hiſt. Littéraire.

honteux pour la Religion que les Payens les furpaffaffent en érudition. En effet, fi fuivant l'aveu d'un des premiers Hiftoriens de l'Eglife, les belles Lettres avoient été d'un grand fecours pour le progrès de l'Evangile, l'Evangile à fon tour favorifa beaucoup le progrès des fciences. Dans toutes les Eglifes un peu confidérables, des Evêques pleins de zèle & de lumières établirent des écoles, non-feulement pour enfeigner la Religion, expliquer les faintes Ecritures, fortifier & éclairer les fidèles, diffiper leurs doutes, réfuter les Hérétiques, corriger les mœurs; mais encore pour apprendre à la jeuneffe les Lettres, les Langues & les Sciences. Les Pères de l'Eglife étoient fçavants, éloquents & parloient un langage fublime qui témoignoit affés leur fupériorité en tout genre. Nous ne craignons pas d'avancer qu'ils étudioient la Médecine, cette fcience cenfée fi utile & fi néceffaire à l'Humanité, qu'elle faifoit partie des connoiffances qui s'acquéroient immédiatement après l'étude des Belles-Lettres, de la Philofophie & de la Phyfique. Ne trouve-t-on pas souvent dans les ouvrages de Tertullien, de S. Jérôme (*h*) S. Augustin, S. Cyprien, des expressions, des comparaisons, des maximes, des tours de phrase entièrement pris des meilleurs Auteurs en Médecine ? S. Augustin paroît encore plus instruit que les autres sur les Aphorismes des Médecins & sur leur Doctrine.

Outre l'Evangéliste S. Luc, qui étoit Médecin de profession & fort instruit, on lit dans les Annales de l'Eglise que l'an 177 un Médecin, Phrygien de nation (*i*) nommé *Alexandre*, mérita à Lyon (*k*) où il demeuroit, la Couronne du Martyre par son courage à confesser la Foi de J. C. Dans les siécles suivans, quelques Evêques enseignèrent & pratiquèrent la Médecine. S. Césaire frère de S. Grégoire de Nazianze, s'étoit engagé à servir sa patrie en qua-

(*h*) S. Jérôme Ep. 65. *Aiunt Medici grandes morbos non esse curandos sed naturæ demittendos, ne medela languorem exasperet.* Il est des maladies graves qu'il faut abandonner à la Nature, crainte de les irriter par le traitement.

(*i*) Fleury, *Histoire Ecclesiast.* T. I. IV. 14.

(*k*) Galien parle d'un Médecin de cette Ville qu'il nomme *Abascante*, qui vivoit au commencement du 2ᵉ siécle.

lité de Médecin. Rusticus Elpidius (*l*),
Diacre de l'Eglife de Lyon , avoit au
fixiéme fiécle beaucoup de crédit auprès de Théodoric , Roi des Oftro-
goths , parce qu'il étoit fort habile
Médecin.

Ces heureux commencements promettoient beaucoup fans doute ; mais
les guerres (*m*) fréquentes , les inva-
fions des Barbares & principalement
des Goths qui , vainqueurs quelquefois , fouvent vaincus , fournilloient
toujours à de nouvelles guerres par
leur innombrable multitude , les ravages qu'ils faifoient dans les différentes Provinces de l'Empire & fur-tout
dans les Gaules depuis plus de deux

(*l*) Sa réputation dans l'exercice de la Médecine fut caufe que Théodoric voulut l'avoir
à fon fervice ; il paffa quelque-temps dans la
Ville d'Arles , lorfque la Provence fut fous la
domination de Théodoric. Il embellit la Ville
de Spoléte en Italie. Il eft Auteur de quelque
Epigrammes en Vers Latins , & d'un Poëme
héroïque fur les bien-faits de Jéfus - Chrift.
Sa verfification eft eftimée. Voyez l'abrégé de
l'Hiftoire générale de l'Italie, par M. de S. Marc.
pag. 29. Voyez auffi l'Hiftore Littéraire de la
France , *Tom.* 3. *pag.* 167.

(*m.*) M. le Beau Hift. du bas Emp. *Tom.* IV.
pag. 143.

fiécles, avoient prefque détruit l'étude des fciences. La Langue Grecque fi floriffante dans les premiers fiécles de l'Eglife & qui, fuivant plufieurs Auteurs, fe parloit dans les Chaires publiques, s'entendoit même par le peuple, peu à peu s'affoibliffoit. Les Belles-Lettres ne s'enfeignoient plus. Les Sciences languiffoient. Il n'y eut pas jufqu'à la Médecine, au rapport de S. Appollinaire Sydoine (*n*), fur laquelle la Barbarie n'étendit fon Empire. Au lieu de ces grands Médecins de l'Antiquité, ceux du cinquiéme fiécle étoient à la vérité très-prompts à propofer des remédes, très-affidus à multiplier leurs vifites ; mais jamais d'accord entre-eux, peu habiles à procurer du foulagement aux malades, auxquels ils nuifoient plus par l'excès de leurs bons offices, qu'ils ne leur étoient utiles.

Les Ecoles Epifcopales n'étoient cependant pas abfolument détruites. Elles fe relevoient par intervalles, fuivant l'étendue des lumières & du zèle des Evêques qui en prenoient foin ou les protégeoient ; & elles ont conti-

(*n*) Hift. Littéraire, Tom. 2. pag. 30.

nué

nué de subsister de la même manière jusqu'à l'entier établissement des Universités qui les ont remplacées. Dans le
sixiéme siécle, S. Germain parle d'une
école qui fleurissoit à Paris, & on sçait
d'ailleurs qu'il y en avoit encore dans
d'autres Villes célébres, Bordeaux,
Touloufe, Autun, Lyon, Rheims,
Chartres...... Cependant que pouvoient les Sciences & les Arts dans un
état ravagé par des guerres fréquentes,
& qui n'étoit point policé ? Il falloit un
Chef. Clovis libérateur des Gaules parut, & fonda l'Empire François ; mais,
après lui avoir donné une certaine con-
sistance par sa prudence & ses conquêtes, il mourut, sans l'avoir entièrement
affermi, âgé seulement de 45 ans.
Quatre fils qu'il laissa, en partageant
son Royaume à titre d'héritage, le dé-
truisirent. Tout déclina depuis dans
l'Etat & dans les sciences, jusqu'à Charlemagne. C'est une observation con-
stante & malheureusement trop bien
vérifiée par la suite & par l'histoire de
tous les siécles que, dans un Empire
respecté & florissant, les sciences sont
cultivées & en honneur ; sa décadence
entraine toujours la perte des Beaux

C

Arts. Les Sciences, effrayées & chaffées de toutes parts, furent long-temps contraintes d'aller s'enfevelir dans les Cloîtres, pour s'y cacher à l'ombre des Manufcrits (*n*) dont elles s'enveloppèrent. Les Eccléfiaftiques & les Moines même furent les feuls Médecins, parce qu'il n'y avoit plus qu'eux qui étudiaffent, & ce défordre a long-temps duré.

Cependant les Sciences commencèrent à fe relever de leur ruine & à reprendre une partie de leur ancien luftre, fur la fin du huitiéme fiécle, fous le régne de Charlemagne. Ce Prince Guerrier, Politique, Légiflateur, s'attachoit à vaincre des peuples barbares, les civilifoit, réuniffoit fous fa domination les débris de l'Empire Romain, & relevoit l'éclat de fes triomphes par la fageffe de fes éta-

(*n*) Pitfceus, dans fon *Traité des célébres Ecrivains Anglois*, dit que S. Benoît, Evêque en l'année 703 de l'Ere Chrétienne, avoit acheté un grand nombre de Manufcrits de choix Grecs & Latins, tant en Italie qu'en France, & les avoit apportés en Angleterre : d'où Pitfceus conclut que la France ne manquoit point de Sçavans, puifqu'elle avoit de quoi les inftruire.

blissemens ; il faisoit revivre l'étude des Lettres, en inspirant le gout qu'il avoit pour elles (*o*). Les écoles Episcopales & Monastiques étoient dans le relâchement. Charlemagne essaya de les renouveller, en leur donnant de l'émulation ; &, comme tout ce qui n'étoit pas Clerc, & surtout la noblesse, manquoit essentiellement d'éducation, ce Prince institua des écoles dans son Palais & pour ainsi-dire à sa suite. Il attira dans son Royaume partout ce qu'il y avoit de plus séduisant, les étrangers qui avoient quelque réputation de science, & il les mit à la tête des études qu'il vouloit favoriser. Le célébre Alcuin fut un de ceux dont il se servit le plus efficacement pour réveiller dans le cœur des François l'amour de l'étude, & ce gout des langues sçavantes sans lequel on fait peu de progrès dans les sciences & les Belles-Lettres.

Ce ne fut que sur la fin de ses jours, commençant sans doute à sentir les infirmités de l'âge, qu'il ordonna qu'on fit étudier la Médecine aux jeunes gens.

(*o*) Mémoires des Inscriptions & Belles-Lettres, Tom. 21 pag. 36.

Jusques là il paroît qu'il n'avoit pas fait grand cas de cette science. Aussi étoit-il d'un tempérament fort & vigoureux & à l'épreuve de toutes les fatigues. On le voyoit passer rapidement des Pyrénées en Allemagne, d'Allemagne en Italie (*p*), & il remplissoit le monde de son nom.

On a voulu faire honneur à ce Prince de la fondation de l'Université de Paris, sans doute par reconnoissance de ce qu'il avoit fait pour les Beaux Arts, mais ce n'est plus un problême. Tout le monde est d'accord aujourd'hui que cette célébre Académie, mère de toutes les autres Universités par l'ancienneté de sa fondation, dépositaire de tout genre de sçavoir par l'universalité de ses connoissances, l'oracle enfin des Pontifes & des Conciles même par la supériorité de ses lumières, ne fut fondée que long-temps après Charlemagne ; ses premiers statuts furent dressés sous Philippe Auguste, & le nom d'*Université* ne lui fut donné que sous S. Louis. Dans le douziéme siécle on y enseignoit le Droit Canon & le Droit Civil, la Phi-

(*p*) M. le Président Hénault.

lofophie, la Médecine & la Théologie. Jamais, dit Rigord Médecin & Hiſtorien de Philippe Auguſte, jamais les écoles d'Athênes & de Thébes ne furent plus fréquentées. Les étrangers y étoient attirés en foule, moins encore par l'amœnité du lieu, l'abondance de toutes choſes, que par la multitude des priviléges dont jouiſſoit l'Univerſité ainſi que ſes écoliers.

L'Abbé Velly, de qui nous copions en entier tout ce morceau ſur l'Univerſité, ajoute que ces priviléges avoient été accordés par la généroſité peut-être indiſcréte de nos Rois. »Les plus remarquables de ces prérogatives, continue le même Auteur (q), »étoient de députer aux Conciles, de »ne contribuer à aucune charge de l'E- »tat, & d'avoir ſes cauſes commiſes de- »vant le Prevôt de Paris, qui ſe glori- »fioit du titre de *Conſervateur des Pri- »viléges Royaux de l'Univerſité*. Le »Recteur donnoit des pouvoirs aux

(q) M. le Préſident Hénault avoit avancé les mêmes propoſitions dans ſon *Abrégé Chronologique de l'Hiſtoire de France*, à l'article de Philippe Auguſte, *page* 147, troiſiéme Édition *in*-4°, *Paris*, 1749.

»Prédicateurs , les interdifoit quand
»il croyoit avoir fujet de mécontente-
»ment , fignoit tous les traités & autres
»actes publics. Cette étonnante gran-
»deur, acquife à la faveur des troubles,
»alla toujours en diminuant, depuis l'in-
»vafion des Anglois jufqu'au régne de
»Louis XII; & tant de droits peu fondés
»ceffèrent enfin , lorfque nos Rois eu-
»rent repris leur autorité«.

Quand toute cette longue tirade ,
qui peut paffer pour une invective ,
feroit mieux fondée qu'elle ne l'eft ,
devroit-on s'étonner de la multitude
des Priviléges accordés à l'Univerfité
dans les premiers fiécles de fa fondation ? Ne falloit-il pas attirer à Paris
un plus grand nombre d'habitans &
fur - tout d'étrangers pour peupler &
enrichir une Ville devenue la Capitale
du Royaume fous les Rois de la troifiéme Race ? Qui voudroit ignorer
que l'Univerfité , à peine établie, avoit
été fur le point de fe difperfer ? des
querelles fréquentes , des combats vifs
& quelquefois fanglants entre les écoliers & les Bourgeois, avoient fouvent
engagé les Maîtres de l'Univerfité à
fermer leurs écoles. On demandoit ju-

ſtice , protection , franchiſe , autorité, ou bien, on ne diſſimuloit pas qu'on ſe retireroit dans les Provinces ou même chez l'étranger qui offroit retraite.

Philippe Auguſte qu'on ne taxera pas de généroſité indiſcréte ſur l'abandon de ſon autorité , fut un de ceux qui crut devoir accorder davantage pour retenir ces eſſains nombreux ſur le point de lui échapper. Il les logea & leur donna un quartier dans la Ville, outre beaucoup de priviléges qu'il leur accorda pour eux, leurs Maîtres, leurs ſuppots , leurs écoliers , leurs Officiers . . . . Peut-être même accorda - t - on alors & par la ſuite plus qu'on ne demandoit. Mais qu'on ſe rappelle les diviſions facheuſes qui ſe renouvelloient fréquemment dans l'Etat & dans l'Egliſe , les diſputes, les héréſies, les ſchiſmes qui ſe ſuccédoient les uns aux autres , ainſi que les Antipapes ; qu'on ſe rappelle combien l'ignorance étoit accréditée par ceux qui devoient la terraſſer. Que pouvoient faire les Rois en pareilles circonſtances ? n'étoit-ce pas dans la ſeule Univerſité qu'ils trouvoient des hommes éclairés , ſçavans, en état d'affister aux Conciles, d'y défendre les droits de leur Couronne, d'accompagner leurs Ambaffadeurs dans les Cours étrangères, quelquefois de les remplacer ; enfin capables de renverfer des hérétiques toujours dangereux dans un Etat, en leur oppofant pour barrière les vrais principes de la Religion Catholique, Religion dominante dans un Royaume dont elle eft le plus ferme appui ? Ce fut donc le plus fouvent à titre de fervices rendus que les Rois de France accordèrent à l'Univerfité les priviléges dont elle a joui & ceux dont elle jouit encore. Auffi ne demande-t-elle rien de plus ; elle n'ambitionne d'autre avantage que celui d'approcher quelquefois du Thrône pour y porter de nouvelles affurances de fon amour, de fon refpect & de fa reconnoiffance.

On ne peut donc regarder Charlemagne comme fondateur immédiat & direct de l'Univerfité de Paris. Il eft vrai qu'il défira d'établir dans fon Royaume des écoles qui ne fuffent ni Eccléfiaftiques ni Monaftiques, qui en euffent les avantages, fans en avoir les inconvéniens, qui fuffent plus dépendantes de l'Etat & plus utiles aux Citoyens pour lesquels il les destinoit. Certainement ces écoles furent établies sous le nom d'*Ecoles Palatines*; mais apparemment qu'elles durèrent peu, ou furent en trop petit nombre, puisque dans le sixiéme Concile de Paris, tenu en 829, les Evêques des Provinces de Rheims, de Sens, de Tours & de Rouen s'addressèrent à Louis le Débonnaire & à Charles le Chauve, pour leur demander instamment qu'à l'exemple de leur père Charlemagne, ils voulussent fonder des écoles dans les trois plus grandes Villes du Royaume. *Similiter obnixè ac suppliciter vestræ Celsitudini suggerimus ut morem paternum sequentes, saltem in tribus congruentissimis Imperii vestri locis, scholæ publicæ ex vestrâ authoritate fiant, ut labor patris vestri & vester per incuriam (quod absit) labefactando non depereat; quoniam ex hoc facto & magna utilitas & honor sanctæ Dei Ecclesiæ & vobis magnum mercedis emolumentum & memoria sempiterna accrescet.*

Ces vives représentations eurent peu ou point d'effet, & ce ne fut que sous nos Rois de la troisiéme Race, que les Sciences fe réveillèrent du profond affoupiffement dans lequel elles furent plongées après la mort de Charlemagne.

Ce n'eft pas que dans le IXe fiécle, (*r*) il n'y eût quelques Eccléfiaftiques & quelques Religieux renommés par leur piété & par leur fcience. Il y en eut auffi qui firent leur étude particulière de la Médecine, tels que Didon Abbé de S. Pierre-le-Vif à Sens (du temps de Loup de Ferrière) & Sigoald Abbé d'Epternac, puis Evêque de Spolete. Les Juifs, qui s'occupoient volontiers des profeffions libres & dans l'exercice defquelles ils efpéroient gagner davantage, pratiquoient auffi la Médecine & y méritoient quelquefois une certaine réputation. Le premier Médecin de Charles le Chauve étoit Juif. On l'a accufé d'avoir empoifonné fon Maître, vraifemblablement mal à propos puifqu'il n'en à pas été puni.

Sur la fin de ce même fiécle, S. Bertaire, Abbé du Mont-Caffin, fit un Recueil en deux Volumes fur la Médecine. C'étoit une Collection dans

(*r*) Hift. Littéraire de la France.

le gout de celle de Marcel & peut-
être la même qu'il avoit fait copier,
c'est-à-dire, qu'on y trouvoit des recettes pour toutes les maladies du
corps humain.

Dans le dixiéme siécle on parla davantage de quelques écoles Episcopales & Monastiques. L'école de Rheims
entr'autres fut fort célébre. Elle avoit
formé Abbon, Moine de Fleury, Abbaye renommée par ses études & par
la quantité de Manuscrits dont elle
s'étoit enrichie (ſ). On assure que chaque étudiant, pour y être admis, étoit
obligé de fournir deux copies de Manuscrits, l'un ancien, l'autre moder-
ne. Abbon soutint & augmenta la réputation de l'école de Fleury. Il en
devint l'Abbé. Il y enseignoit les Sciences sacrées & profanes, & particulièrement la Médecine. Il avoit voyagé
dans toute l'Europe, étoit venu à Paris, avoit été à Rome & avoit sé-
journé deux ans en Angleterre. Il avoit
rendu à ce Royaume par ses sçavantes
leçons ce que, deux siécles avant, la
France avoit emprunté du célébre
Alcuin. On dit aussi qu'il ne contribua

(ſ) Hist. Littéraire.

pas peu à établir en Angleterre pluſieurs Colléges.

L'école de Rheims avoit de plus dans ce ſiécle l'avantage d'avoir pour Evêque un homme de Lettres, autant illuſtre par ſon mérite perſonnel que par les grandes places qu'il occupoit. Adalbéron, Archevêque de Rheims, étoit Chancelier de nos Rois. Il avoit ſçû en homme d'eſprit attirer auprès de lui & mettre à la tête de ſon école Gerbert, natif d'Aurillac en Auvergne. Ce dernier fut tout à la fois Théologien, Aſtronome, Géomêtre, grand Mathématicien & Médecin célébre (t). Il commentoit dans ſes leçons Démoſthène le Gaulois, Médecin du cinquiéme ſiécle. Il fut choiſi pour précepteur du Prince Robert, fils de Hugues Capet, qui faiſoit ſes études à Rheims. Il fut depuis Archevêque de cette Métropole, digne Secrétaire de pluſieurs Conciles, enſuite Archevêque de Ravenne, enfin Pape ſous le nom de Sylveſtre II. On peut croire que l'envie ne laiſſa pas paiſible un homme qui réuniſſoit tant de titres & de ſi grandes qualités. Son ſiécle ignorant & bar-

(t) Hiſt. Littéraire.

bare l'accufa de magie, reproche fi fouvent renouvellé dans les fiécles paffés,
contre les grands hommes dont les
connoiffances étoient hors de la portée de leurs contemporains.

Outre l'Abbaye de Fleury & l'école de Rheims dans lefquelles la Médecine s'enfeignoit publiquement, ainfi
que toutes les hautes fciences, on
parle encore de l'école de Chartres,
comme d'une des plus célébres du Xe
fiécle. Fulbert un de fes Evêques,
avant que d'arriver à l'Epifcopat, avoit
été un de fes principaux Maîtres &
avoit formé la plûpart des Sçavans
qui brillèrent dans le fiécle fuivant.
Non-feulement il fçavoit la Médecine
& l'enfeignoit, mais il préparoît &
diftribuoit des remédes pour les pauvres; ce qu'il ne ceffa de faire que
lorfqu'il fut devenu Evêque. On parle
auffi en qualité d'habile Médecin,
d'un Moine qui demeuroit à Maillezais
en Poitou, dont fe fervoit fouvent
Guillaume IV, Duc d'Aquitaine & fondateur de ce Monaftère.

Le fiécle fuivant s'illuftra beaucoup
par la réforme d'un grand nombre de
Monaftères & par la fondation de plu-

fieurs Ordres Religieux. Régnoit alors Robert, fils de Hugues Capet, & éléve de l'école de Rheims. On l'avoit furnommé *le Pieux*, probablement à caufe de l'attention particulière avec laquelle il employoit fon autorité pour affermir la Religion & rétablir les études monaftiques, & à caufe de la protection qu'il avoit donné aux Ordres Religieux, qui prirent alors naiffance, tels que l'Ordre de Grammont, de Cîteaux, des Chartreux & de Clugni.

Il eft bon d'obferver qu'on ne fondoit aucun de ces Ordres Religieux, qu'on ne réformoit aucun Monaftère, qu'on n'établiffoit aucune Abbaye un peu confidérable, fans commençer par s'occuper des études, du choix d'une Bibliothéque & de Maîtres qui euffent de la réputation. Les Chartreux fur-tout étoient ceux qui excelloient davantage à copier des Manufcrits. Or, il n'y avoit pas un feul Monaftère qui n'eût un Médecin titré, choifi parmi les Moines.

Dans le onziéme fiécle, on fait mention, avec éloge, de Gilbert Maminot, Chapelain & Médecin de

Guillaume le Conquérant, enſuite Evêque de Liſieux; de Pierre de Chartres, éléve de Fulbert & par conſéquent de l'école de Chartres, dont étoient auſſi ſortis Hildier, Goisbert, Jean de Chartres, ſurnommé *le Sourd*, & Médecin de Henri I, Roi de France.

Pierre de Blois qui vivoit dans le même ſiécle, (*u*) fait voir par une conſultation de Médecine de ſa façon, qu'il n'étoit pas novice dans cette ſcience. Il eſt encore queſtion d'un nommé *Roger*, Médecin & ami du célébre Guimond, Moine de la Croix-Saint-Leufroy.

Nous ne devons pas oublier les Abbayes de S. Bénigne de Dijon, & du Bec en Normandie. Dans la première avoit été formé un Médecin célébre, Jean Joannellin (*Joannellius*) ainſi nommé à cauſe de ſa petite taille, & qui depuis fut Abbé de Fécamp. L'Abbaye du Bec étoit renommée par le grand nombre de bons Livres de Médecine qui étoient dans ſa Bibliothéque, & par quelques-uns de ſes Religieux, connus pour le traitement des maladies les plus difficiles. L'Abbaye de S.

(*u*) L'Abbé Lebœuf.

Evrol avoit reçu les vœux d'un homme aussi fort célébre en Médecine
dans ce même XIe siécle (*x*) nommé
Raoul, ou *Radulphus de malâ coronâ*,
frère de Guillaume, Duc de Normandie. Il s'étoit retiré à l'Abbaye de Mar-
moutier où il finit ses jours, ainsi que
Goisbert de Chartres, Médecin &
éléve de Fulbert.

L'Abbaye de S. Denis n'étoit pas
moins célébre que les autres, par la
science de ses Religieux, & parce qu'elle n'étoit presque jamais sans Médecin.
C'est de cette célébre Abbaye qu'est
sorti Baudouin, Médecin, qu'Edouard
Roi d'Angleterre fit venir auprès de
lui (*y*), & qu'il nomma Abbé de S.
Edmond. La petite Chronique de cette
Abbaye fait mention en l'an 1167,
d'un Guillaume, Médecin, qui avoit
apporté des Livres Grecs de Constantinople. Peu après on parla encore avec éloge de deux Religieux de
cette Abbaye, nommés *Robert* & *Hu-*

(*x*) Hist. Littéraire.
(*y*) On parle aussi d'un Médecin nommé
Mauger, Archidiacre d'Evreux, puis Evêque
de Worchester, qui fut premier Médecin de
Richard I, Roi d'Angleterre en 1199.

gues, Médecins de l'Abbé Suger. Outre ce dernier Religieux (ʒ) nommé
Hugues, il fut aussi question dans ce
siécle d'un autre Hugues , surnommé
le Physicien (*a*) , & qui avoit une
grande réputation d'habileté en Médecine. L'Abbaye de Saint Denis est
renommée pour avoir formé l'illustre
Guillaume de Champeaux. On peut assurer que ce XIe siécle fut fécond en
nouvelles écoles & en maîtres habiles.
Les Régnes de Louis le Gros & de
Louis le Jeune se distinguèrent par la
culture des Sciences , & préparèrent
au régne de Philippe Auguste qui les
surpassa de beaucoup. Louis le Gros
avoit fondé la belle Abbaye de Saint
Victor , renommée presque dès sa fondation par les grands hommes qui en

(ʒ) On fait encore mention d'un Jean ,
Moine de l'Abbaye de S. Nicolas d'Angers.
A Clairvaux , Alguier *ou* Alguirin avoit la réputation d'un Médecin très-habile , fort sage &
fort pénitent.

(*a*) Lorsque l'Université a commencé à se
former , ceux d'entre ses membres qui enseignoient ou pratiquoient la Médecine s'appel-
lèrent *Physiciens* Le premier Médecin du Roi
Physicus Domini Regis. Cette dénomination
paroît avoir duré deux ou trois siécles , jusqu'au démembrement de l'Université en Facultés.

fortirent & qui allèrent dans les Pays
étrangers porter la gloire de fon nom.
On comptoit dans le XIIe fiécle au
nombre des fujets qu'elle avoit formés & qui étoient répandus dans l'Europe , à Rome , en Angleterre , en Allemagne & dans le Royaume , fept
Cardinaux , deux Archevêques , fix
Evêques , cinquante quatre Abbés (b).

Obizon , premier Médecin de Louis
le Gros , abandonna les écoles féculières pour fe retirer dans cette Abbaye
& y vivre en fimple Religieux , entièrement détaché de fes biens dont il fit
don à Saint - Victor. Guillaume de
Champeaux , d'abord éléve de l'Abbaye de S. Denis , puis un des maîtres
de l'école Epifcopale , avoit été chef
de celle de S. Victor. Le trop fameux
Abailard étoit fon Difciple , & avoit
lui - même établi une école d'abord à
Melun & enfuite à Paris , à la Montagne Sainte Généviéve. Plus d'une fois
l'envie l'avoit perfécuté , mais auffi
plus d'une fois il s'étoit attiré bien vo-
lontairement cette perfécution qui le
rendoit plus fameux encore. Par-tout
où il cherchoit retraite , il y étoit

(b) Hift. Littéraire.

bientôt découvert, fuivi d'écoliers nombreux, & de nouveau perfécuté.

Il paroît certain que, fous le Régne de Louis le Jeune, il y avoit des écoles féculières à Paris, & que l'on y enfeignoit la Médecine (*c*). Pierre Lombard, différent du Maître des Sentences & éléve de Fulbert, étoit premier Médecin de Louis le Jeune. Il eft enterré à Chartres dont il étoit Chanoine.

Outre les Médecins formés dans les écoles publiques, l'hiftoire fait mention de quelques Juifs qui avoient appris la Médecine des Arabes & qui la pratiquèrent depuis le IXe fiécle jufqu'à la fin du XIIe, fans doute alors forcés de l'abandonner par les vives pourfuites des deux Puiffances, Eccléfiaftique & Civile, réunies fur cet objet.

Mais il ne faut point diffimuler que l'école de Médecine la plus floriffante, fur-tout dans les XII & XIIIe fiécles étoit l'école de Salerne (*d*). Cette Ville fituée au pied du Mont Caffin, connu par une célébre Abbaye de Bénédictins, dut une partie de fa répu-

____

(*c*) Hift. Littéraire.

(*d*) Conringius, *Introd. in art. Medic.*

tation aux Moines de cette Abbaye, & principalement à Constantin, surnommé *l'Africain* l'un de ses Religieux. Conringius prétend qu'il étoit le seul de son temps qui enseignât & exerçât la Médecine par principes. Il vivoit vers l'an 1060 ; il avoit composé un grand nombre d'ouvrages dédiés à Didier son Abbé, qui, depuis devint Pape. Ces ouvrages étoient pour la plûpart traduits du Grec & de l'Arabe en Latin. Il paroît qu'il a voulu s'approprier quelques Traités d'Isaac, surtout le Traité intitulé *Viaticum*, ou Traité des maladies. Suivant l'*Histoire Littéraire*, on trouve encore dans quelque ancienne Bibliothéque ce Livre Manuscrit sous son nom. Il s'étoit attaché principalement à compiler Hippocrate, Galien & Haly.

Quelqu'obligation que l'école de Salerne ait eue à l'Abbaye du Mont-Cassin, elle en eut beaucoup plus à Roger, Roi de Sicile & Prince de Salerne. Ce Prince, vers l'an 1100, dans le nombre des loix qu'il fit pour la police de ses Etats, ordonna que nul ne feroit la Médecine sans l'approbation des Magistrats, s'il ne vouloit se voir entièrement dépouillé de ses biens. Cette loi si sage fut depuis confirmée & renouvellée par l'Empereur Frédéric Barberousse ; devenu maître du Royaume de Naples , vers 1155 (& non pas 1150, ainsi que l'avance Conringius, puisqu'il ne fut élû qu'en 1152). La loi qui avoit été générale dans toute l'étendue du Royaume , fut réservée par le même Empereur pour Salerne seulement ; ensorte qu'aucun Médecin n'étoit regardé comme tel , s'il n'avoit été reçu à Salerne , tant cette école avoit alors de réputation & de crédit. Cependant depuis la fin du XIIIe siécle , il n'en a plus été question.

En 1101, Robert de Normandie passant d'Italie en France y apporta les préceptes de l'école de Salerne. Pierre Molandin , Médecin de Paris , piqué sans doute d'émulation , ramassa aussi un grand nombre de recettes pour toute sorte de maladies , & ce sont ces recettes que Gilles de Corbeille (*Egidius Corbeliensis*)frère d'un célébre Théologien du même nom (*Egidius Parisiensis*) mit en vers au nombre de six mille; outre les traités qu'il fit aussi en vers

Latins sur les urines & sur le pouls.
Ces deux derniers traités ont été imprimés & même commentés. Le premier ne l'a jamais été. Mentel, Médecin de Paris du dernier siécle, l'avoit
en Manuscrit dans sa Bibliothéque.
On ignore ce qu'est devenu ce Manuscrit ; il n'est point à la Bibliothéque
Royale.

Par le détail dans lequel nous sommes
entrés jusqu'à présent sur les Médecins des premiers siécles de la Monar-
chie Françoise, on a pû remarquer
qu'ils étoient tous ou Moines ou Ecclésiastiques. Aussi les Religieux & les
Clercs étoient-ils les seuls en possession de tout ce qui existoit sur les connoissances humaines, Belles-Lettres,
Sciences, Arts, Théologie, Jurisprudence, Grammaire, Musique, Géométrie, Mathématique, Physique....
principalement parce qu'ils possédoient
seuls les Manuscrits où ces connoissances étoient en dépôt.

Quant à la Médecine, c'étoit sans
doute un très-grand abus de voir des
Moines & des Prêtres quitter leur Mo-
nastère, & le service des Autels auxquels ils s'étoient consacrés, se laisser

solliciter avec empressement par ce même monde qu'ils avoient abandonné, & s'exposer de nouveau au danger de sa séduction. Ce ne fut cependant que dans le XIIe siécle qu'on s'apperçut de cette inconséquence ; & dès qu'il fut question de rétablir la discipline Ecclésiastique, & de réformer les mœurs déréglées des Moines, on prit sagement le parti de leur interdire toute sortie, nommément pour l'exercice de la Médecine. D'ailleurs, des Universités commençant à s'élever, & la Puissance Ecclésiastique desirant concourir avec la Puissance Royale à former un établissement si avantageux à l'Humanité, on prit la résolution de défendre aux Moines & aux Chanoines réguliers, sinon toute étude hors du Cloître, au moins toute pratique de Jurisprudence & de Médecine ; afin, sans doute, de favoriser davantage les maîtres de ces Sciences dans les Universités dont ils faisoient partie.

Quels qu'en ayent été les motifs, dès 1131, le sixiéme Canon du Concile de Rheims défendit expressément aux Moines & aux Réguliers l'étude des Loix & de la Médecine. Ce Canon les traite de téméraires, parce qu'au mépris de leurs engagements, abandonnant le foin des ames pour ne s'occuper que du traitement des corps, ils promettoient de guérir les malades à prix d'un argent qu'ils devoient détefter : *Pro deteflandâ pecuniâ fanitatem pollicentes* (e). En conféquence il eft fait défenfe aux Evêques, Abbés, Prieurs, &c. de laiffer fortir leurs Religieux fur de femblables prétextes : *Tantæ enormitati confentientes*, fous peine d'être privés de leur place, & de leurs dignités : *Propriis honoribus fpolientur.*

En 1139, le Concile de Latran, renouvellant l'article du Concile de Rheims, y ajoutoit de plus grandes peines contre les réfraɔires : *Ab Ecclefiæ liminibus arceantur.*

En 1162, le Concile de Montpellier fit auffi les mêmes défenfes : *Sub omni feveritate Ecclefiafticæ difciplinæ, ne quis Monachus, vel Canonicus regularis aut alius Religiofus ad feculares Leges vel Phyficam legendas accedat.* Ici on leur défendoit non-feulement l'exercice mais auffi la lecture, c'eft-à-dire qu'il ne

____

(e) Conciles du P. Labbe.

leur

leur étoit pas permis d'enseigner les loix & la Médecine.

Le Concile de Tours en 1163 réitéra les mêmes défenses & sous les mêmes peines. Les Pères de ce Concile avertissent avec bonté & charité les Religieux & les Prêtres, qu'ils ont plus de précautions à prendre que les gens du monde ; que c'est surtout à eux que l'ennemi irréconciliable de leur Salut dresse ses plus subtiles embuches : *Non magnoperè antiqui hostis invidia infirma membra Ecclesiæ præcipitare allaborat ; sed manum mittit ad desiderabilia ejus & Electos, eosque nititur supplantare, dicente Scripturâ, escæ ejus electæ ;* qu'il se transforme en Ange de lumière, & que sous prétexte de les engager à remédier aux maux de leurs frères malades & languissants, il les séduit, leur fait abandonner leur Cloitre, pour aller apprendre les loix, préparer des remédes & les vendre : *Ad legendas leges & confectiones Physicales ponderandas de Claustris suis educit....* qu'ainsi il leur est fait défense sous peine d'excommunication de sortir après avoir prononcé leurs vœux, soit pour se mêler d'affaires du mon-

de, foit pour traiter & voir des malades : *Proinde ſtatuimus ut nullus omninò, poſt votum Religionis, poſt factam
Profeſſionem, ad Phyſicam legeſve mun-
danas legendas permittatur exire : ſecùs
excommunicatus ab omnibus evitetur.*

Le Concile de Paris tenu en 1212,
ordonne que tout Religieux qui feroit
forti de fon Cloître, *ut Juriſprudentiæ
& Medicinæ operam daret,* foit excom-
munié, ſi dans l'eſpace de deux mois,
il n'eſt rentré ; & en cela il s'autorife
nommément du Concile de Latran.

En 1215, un nouveau Concile de
Latran, après avoir renouvellé les
Canons déja mentionnés, défend
aux Clercs de faire la Chirurgie, & fur-
tout *Chirurgiæ partem quæ ad uſtionem
vel inciſionem inducat.*

Enfin S. Charles Borromée, dans les
Actes du premier Concile de Milan,
deuxiéme partie, défend aux Moines, aux Chanoines Réguliers & même aux Clers de faire la Médecine :
*Qui Deo militat, implicare ſe negotiis
ſecularibus prohibetur...... ne Clericus ergo
artem medendi faciat.*

Des défenſes ſi claires & ſi préciſes
auroient-elles befoin de commentaire

& d'explication ? Les loix du Royaume & nommément l'article de l'Ordonnance de Blois veulent que *nul ne faſſe
la Médecine , s'il n'eſt gradué & approu-
vé dans une des Univerſités du Royaume.*
L'édit de 1707 , portant réglement
pour l'étude & l'exercice de la Médecine dans toute l'étendue du Royaume,
édit dreſſé par les deux plus grands Ma-
giſtrats de notre ſiécle (MM. Daguef-
ſeau , alors Procureur Général , & de
Pontchartrain , Chancelier) défend
ſous quelque prétexte que ce ſoit ,
même ſous celui de Charité , par l'article 27e *à tout Religieux mendiant ou
non mendiant* d'exercer la Médecine ,
ni donner aucun reméde dans les Villes & Bourgs du Royaume.

C'en eſt donc aſſez ſur cet article , &
cela doit auſſi ſervir de réfutation à
deux Volumes de *Lettres* prétendues
*intéreſſantes ſur la Médecine & les Mé-
decins* , par leſquelles on voudroit engager à l'exercice de la Médecine , les
Prêtres & ſurtout les Curés. Tel eſt le
grand argument de ce zélé Miſſionnai-
re, en s'adreſſant aux Paſteurs des ames:
» C'eſt à vous que J. C. (*f*) qui eſt vo-

(*f*) 18e Lettre , *pag.* 244.

D ij

»tre modèle & votre maître, à dit :
»*In quamcumque civitatem intraveritis, cu-*
»*rate infirmos.* Luc. x. verf. 8. C'eſt
»un précepte & une loi qu'il a faite à
»ſes Apôtres, & à vous auſſi par con-
»féquent qui êtes leurs ſucceſſeurs. En
»quelque Ville que vous alliez, viſitez
»& guériſſez les malades : *Dedit illis vir-*
»*tutem & poteſtatem ut curarent omnem*
»*languorem & omnem infirmitatem..... Mi-*
»*ſit Jeſus duodecim Apoſtolos prædicare*
»*regnum Dei & ſanare infirmos.* Jéſus-
»Chriſt a donné à ſes douze Apôtres la
»vertu & le pouvoir de guérir toute
»ſorte de maladies. Il les a envoyé prê-
»cher le Royaume de Dieu & guérir
»les malades«.

Nous n'entreprendrons point de dé-
montrer à l'Auteur des *Lettres intéreſ-*
ſantes , qu'il n'eſt point du tout ici
queſtion d'une loi faite aux Apôtres
& en leur perſonne, aux Curés (*g*)
d'étudier en Médecine, de ſçavoir
l'Anatomie, la Botanique, la Pharmacie, de ſuivre des Médecins habiles
& expérimentés dans les Hopitaux &
chez les malades, pour y apprendre

____

(*g*) Il devoit dire aux Evêques qui ſont les
vrais ſucceſſeurs des Apôtres.

à connoître & à diftinguer les maladies, enfin de n'épargner ni foins ni veilles, ni étude pour apprendre tout ce qui a été écrit fur l'hiftoire des maladies, & furtout pour fe rendre préfente à la mémoire la multitude innombrable des fignes differents & propres à chaque maladie, afin de la difcerner & de lá traiter avec plus de jugement, de promptitude & de fureté.

Jéfus-Chrift étoit le Père de toute lumière & de toute fcience, *dedit poteftatem & virtutem*. Par fa feule parole & fa volonté, il donna à douze pêcheurs fort ignorants, le pouvoir & le don de prêcher fon Evangile & de guérir toute infirmité. Saint Pierre dît au paralitique : *Au nom de Jéfus de Nazareth, léves-toi*, & il fe leva.

Perfonne n'eft pénétré d'un plus grand refpect que moi pour le facré caractère du Sacerdoce, & je ferois bien faché qu'on imaginât que je vouluffe jetter le moindre ridicule fur ceux qui en font revêtus. Mais fommes-nous dans la primitive Eglife? Ceux qui cherchent à croire ont-ils befoin de miracles pour s'affermir dans leur foi ? D'ailleurs les Prêtres, qui n'ont plus la science par inspiration, ainsi que l'avoient les Apôtres, n'ont - ils pas assez de l'étude immense de la Théologie & des Dogmes de la Religion, soit pour l'enseigner, soit pour la défendre & n'être pas si souvent embarrassés par les subtilités des Hérétiques & des Athées? Ne sont - ils pas encore dans l'étroite obligation d'approfondir toute l'étendue de la Morale, pour pouvoir non - seulement la prêcher; mais, ce qui est beaucoup plus épineux, pour éclairer & conduire sûrement leurs ouailles dans la voye étroite du Salut? Voudroient-ils oublier ce beau mot de l'Evangile que *Toutes les fois qu'un aveugle en conduit un autre, ils tombent tous les deux dans le précipice* ? Et cependant ils prétendent sçavoir la Médecine, cette science dont l'immensité des connoissances effraye les génies les plus courageux & les plus vastes, & dont on dit que la vie entière est trop courte pour en faire l'apprentissage : *Vita brevis, Ars longa.*

Je dois néanmoins convenir que la Loi faite aux Moines & aux Religieux de ne point exercer la Médecine, ne s'étendit pas jusques aux Clercs ou du moins à tous les Clercs (*h*). La chose étoit impossible. Les Laïcs ne sçavoient ni ne vouloient rien sçavoir ; les Universités, à qui surtout il étoit réservé de les former, n'existoient pas encore ; &, plusieurs siécles après les Conciles que nous venons de citer, les Clercs étoient encore en possession de la Jurisprudence & de la Médecine. L'Université de Paris, établie la première, fut d'abord toute Ecclésiastique, & encore aujourd'hui elle l'est pour la plus grande partie. La Faculté de Théologie & celle des Arts, les deux plus nombreuses, sont toutes Ecclésiastiques, & les Clercs ne sont pas exclus des Facultés de Droit & de Médecine. Aussi, jusqu'au temps dont nous sommes actuellement occupés, qu'avoit été la Médecine & qu'étoit-elle encore ? L'exerçoit qui vou-

(*h*) Honorius III défendit aux Archidiacres, Prevôts, Curés, simples Prêtres, de faire la Médecine. Ainsi les Chanoines, les Diacres, Soudiacres, Clercs étoient les maîtres de prendre la profession de Médecin ou du moins n'en étoient pas formellement exclus.

D iv

loit. Si l'on en croit même nos vieux Romans, affez fidèles interprêtes des mœurs de leur fiécle, les femmes s'en occuppoient beaucoup. Difons au refte, fans crainte d'être contredits, que depuis la défenfe des Conciles on a ceffé de voir dans les Cloîtres des perfonnages du mérite des Abbon, des Gerbert, des Fulbert, des Joannellin, &c. profeffer & exercer la Medecine. Si l'on rencontre même aujourd'hui quelques Prêtres défœuvrés ou interdits, vanter leurs petits fecrets, ce ne font point des Médecins, mais des Empiriques qui prônent un ou deux remédes pour toute forte de maladies. On voit auffi fe mêler de Médecine quelques frères Convers qui, fans doute parce qu'ils fçavent à peine lire, font cenfés ignorer la Loi écrite, & fe croyent par là à l'abri de l'excommunication lancée contre ceux qui, après la prononciation de leurs vœux, exercent la Médecine. Il eft vrai que dès qu'ils ont amaffé quelque pécule à faire un métier qu'ils n'ont point appris & qu'ils n'entendent pas, ils ont grand foin de s'en aider, pour quitter leur froc embaraffant , & fe produire enfuite au grand monde , fous les aufpices favorables du petit Collet.

Mais, pour revenir à notre objet dont en apparence nous nous fommes un peu écartés , nous dirons qu'alors, (c'eft-à-dire au XIIe fiécle) l'Univerfité de Paris acquéroit une forme plus ftable & plus folide. Depuis long-temps l'étude ne fe bornoit plus aux feuls Cloîtres , aux Chapitres des Cathédrales, ni même à quelques Collégiales de Chanoines. Les écoles fondées par nos Rois pour l'éducation de la Nobleffe & des enfants de leurs Officiers & Vaffaux , avoient formé des fujets qui , piqués d'une noble émulation ne s'occupoient plus que d'enfeigner les fciences. On connoiffoit à Paris un corps appellé de bonne heure , *Studium Parifienfe* , & par la fuite , *Univerfitas Parifienfis* , parce que toutes les fciences s'y enfeignoient par différens Maîtres , & quelquefois par les mêmes , qui tantôt étoient Profeffeurs de Philofophie & de Théologie , & tantôt de Médecine & de Jurifprudence.

Paris étant devenu la demeure de nos

Rois depuis la IIIe Race, le siége principal de la Justice, le centre de l'Empire, le point de réunion où s'empressoit d'aborder tout ce qu'il y avoit de grand dans la Noblesse ou parmi le Clergé, soit parmi les étrangers, les Commerçants, soit enfin parmi les personnes qui vouloient se distinguer & s'avancer par leurs talens ; on ne doit point être étonné si l'Université, où toute science s'enseignoit, quoiqu'à peine formée, eut la plus grande célébrité. Mais en même-temps on doit concevoir qu'elle ne parvint pas tout d'un coup à l'état où nous la voyons aujourd'hui, & qu'avant que ce corps eût des Loix, des Réglements, des Chefs & des Officiers, il dût être sujet à quelque révolution. C'étoit un composé formé d'une multitude de sujets tirés, nous ne disons pas des diverses Provinces du Royaume toutes différentes les unes des autres, & peu ressemblantes entre-elles, mais de tous les Royaumes les plus éloignés, non-seulement par la distance extrême des lieux, mais encore par la diversité des caractères, des mœurs & des intérêts.

Aussi Jacques de Vitry (*i*), Cardinal & Légat du S. Siége, qui avoit étudié à Paris, dit dans son Histoire Occidentale, Chap. VIIe : *Ex omnibus penè Europæ regionibus innumeri discendi causâ confluxerunt, ac tantà tamque varia Scholasticorum multitudo & inter se, atque adeò cum civibus Parisiensibus, turbas excitavit. Non solùm autem ratione diversarum sectarum vel occasione disputationum sibi invicem adversantes contradicebant Scholastici, sed pro diversitate regionum mutuò diffidentes & detrahentes, multas contra se contumelias & improbria impudenter proferebant. Anglicos potatores & caudatos affirmantes ; Francigenas superbos, molles & muliebriter compositos asserentes ; Teutonicos furibundos & in conviviis suis obscænos dicebant ; Normannos autem inanes & gloriosos ; Pictavos proditores & fortunæ amicos ; hos autem qui de Burgundiâ erant, brutos & stultos ; Britones autem leves & vagos judicantes ; Arturi mortem frequenter eis objiciebant ; Lombardos avaros, maliciosos & imbelles ; Romanos se-*

(*i*) Jacques de Vitry, ainsi nommé, d'un Village à deux lieues de Paris, Cardinal sous Grégoire IX, vivoit en 1228.

D vj

ditiosos , violentos & manus rodentes ;
Siculos tirannos & crudeles ; Brabantios
viros sanguinum , incendiarios , rutarios
& raptores ; Flandrenses superfluos , pro-
digos , ac comessationibus deditos & mo-
re butyri molles & remissos appellabant ;
& propter ejusmodi convitia de verbis ad
verbum frequenter procedebant.

Nous serions bien fachés de rendre en François une aussi prodigieuse quantité d'injures de toute espéce. Nous ne rapportons ce passage que pour prouver l'affluence de toutes les Nations qui accouroient étudier à Paris. Ainsi l'Université, pour sortir du Cahos dans lequel elle étoit alors sous la domination vague de Maîtres & d'écoliers, *Magistri & Scholares* (k) , se partagea le plutôt qu'elle put en quatre Nations différentes , France, Picardie , Normandie & Angleterre; chacune de ces Nations avoit un lieu distingué pour s'assembler , pour donner ses leçons; & dès le commencement se choisissoit un chef particulier, sous le nom de Procureur. Ces qua-

(k) Voyez l'Edit de Philippe Auguste , donné en 1200, en faveur des écoliers excédés & outragés.

tre Procureurs nommoient le Recteur, & dans la suite ils ont été & sont encore représentés par quatre Electeurs, nommés *Intrans*, à qui est conféré le droit de choisir le Chef de l'Université, toujours tiré de la Faculté des Arts.

Suivant l'Edit de Philippe Auguste, (de 1200) l'un des plus anciens titres de l'Université, il paroît que l'Université avoit ses causes commises devant les Juges Ecclésiastiques. En effet un article de cet Edit porte : *Prætereâ Præpositus noster vel justitiæ nostræ pro nullo fore facto in Scholarem manum mittent nec in Captionem nostram mittent nisi fore factum scholaris tale visum fuerit, ut debeat arrestari, & tunc arrestabit eum justitia nostra in eodem loco, sine omni percussione, nisi se deffenderit, & reddet eum justitiæ Ecclesiasticæ.* Ainsi l'écolier ne devoit être arrêté que pour cause grave, & le Prevôt de Paris étoit obligé de le rendre au Juge Ecclésiastique.

L'Université, en 1206, n'eut pas lieu de s'applaudir de cette prétendue prérogative, puisqu'à sa plus grande sollicitation, le Pape Innocent III, lui accorda une Bulle pour la relever de toute espéce d'excommunication lancée contre-elle ou contre quelques-uns de ses membres : *Indulgendum duximus ut nullus in Universitatem dictorum Magistrorum & Scholarium aut Rectorem aut Procuratores eorum cujuscumque aut quarumcumque Facultatum seu quemquam alium pro facto vel occasione ipsius Universitatis excommunicationis , suspensionis vel interdicti sententiam audeat promulgare...... absque sedis Apostolicæ licentiâ speciali ; & , si fuerit promulgata , ipso jure sit irrita & inanis.*

Il étoit alors question de défendre l'Université opprimée , tantôt par l'Evêque , tantôt par son Official , ou par le Chancelier de l'Eglise de Paris , qui étendoient leurs droits au-delà des bornes prescrites ; & c'est ce qui fut par la suite l'origine d'un Conservateur des Priviléges Apostoliques, qui étoit tantôt l'Evêque de Senlis , tantôt l'Evêque de Meaux ou de Beauvais & jamais de Paris.

En 1215, le Cardinal , du titre de S. Estienne , *in Cœlio monte* , & Légat du S. Siége , fut chargé particulièrement par le Pape d'employer ses bons offi-

ces pour affermir l'état de l'Univerfité,
& la réformer, s'il étoit néceffaire.
Il y eut alors en préfence du Légat,
plufieurs affemblées, & enfin il fut
ftatué, de l'avis des gens fenfés, *de
bonorum virorum confilio :*

I. Que nul n'enfeigneroit à Paris
les Arts qu'au deffus de vingt & un
ans, après avoir étudié fix ans au
moins, avant de fe préfenter, & à
condition qu'il promettroit d'enfeigner
deux ans : *Nullus legat Parifius artibus
citra vigefimum primum ætatis fuæ annum
& quod fex annis audiverit de artibus ad
minus, antequam ad legendum accedat,
& quod proteftetur fe lecturum duobus annis ad minus.*

II. Qu'il ne feroit noté en aucune manière, & qu'avant d'enfeigner il feroit
examiné fuivant la forme d'ufage,
contenue dans l'Acte paffé avec l'E-
vêque de Paris, où la paix faite entre
le Chancelier & les écoliers eft écrite :
*Quæ continetur in fcripto D. P. Pari-
fienfis Epifcopi, ubi continetur pax con-
firmata inter Cancellarium & Scholares à
judicibus delegatis à D. Papâ, &c.*

III. Qu'on liroit les Livres d'Ariftote
fur la Dialectique, tant ancienne que

nouvelle : *In scolis ordinariè & non ad cursum.*

IV. Qu'on liroit aussi dans les écoles : *Ordinariè duos priscianos vel alterum ad minus.*

V. Qu'on ne liroit les jours de Fête que la Philosophie & la Rhétorique : *Et Quadrivialia & Barbarismum & Ethicam , si placet , & quartum Topicorum.*

VI. Qu'on ne liroit point les traités d'Aristote sur la Métaphysique & la Philosophie naturelle : *Nec summam de eisdem aut de doctrinâ Magistri David de Dinan aut Amalrici hæretici aut Mauritii Hispani.*

VII. Que dans les réceptions & les assemblées des Maîtres , dans les réponses , disputes ou exercices des enfans & des jeunes-gens , il n'y auroit point de repas ; qu'on pourroit cependant inviter quelques amis , mais en petit nombre : *In principiis & conventibus Magistrorum & in responsionibus vel oppositionibus puerorum vel juvenum nulla fiant convivia : possunt tamen vocare aliquos familiares vel socios , sed paucos.*

VIII. Qu'on pourroit continuer de faire des présens d'habits ou d'autres choses semblables , comme cela se pratiquoit autrefois , surtout en faveur des pauvres : *Donaria autem vel vestium, vel aliorum, sicut solebant fieri aliàs, ampliùs fieri monemus & præcipuè pauperibus. Nullus Magistrorum legentium in artibus habeat Cappam nisi rotundam nigram & talarem , saltem dum nova est ; pallio autem bene potest uti ; sotulares habeat sub cappâ rotundâ, laqueatos , numquam liripipiatos.*

IX. Que dans le cas où un écolier des Arts ou de Théologie mourroit, la moitié des Maîtres iroit à son enterrement une fois, & l'autre fois l'autre moitié ; qu'on ne s'en iroit qu'après la cérémonie, à moins de bonnes raisons.

X. Que dans le cas où un Maître ès Arts ou en Théologie décéderoit , tous les Maîtres assisteroient aux Vigiles. Chacun d'eux liroit ou feroit lire le Pseautier. Que chacun resteroit dans l'Eglise où se célébreroient les Vigiles, jusqu'au milieu de la nuit , ou au moins une bonne partie , à moins de bonnes raisons.

XI. Que le jour de l'enterrement d'un Maître les écoles seroient fermées.

XII. Nous leur confirmons pleinement (ajoute le Légat qui parle au nom du Pape) le Pré S. Germain dans l'état où il leur à été adjugé : *Pratum Sancti Germani in eo statu in quo fuit eis adjudicatum , eis plenè confirmamus.*

XIII. Chaque Maître aura l'état de ses écoliers : *Forum sui scholaris habeat.*

Suivoient encore plusieurs autres articles concernant tant les Maîtres que les écoliers. A l'égard des Théologiens, il y avoit des Statuts destinés principalement & séparément pour eux, entr'autres que personne n'enseigneroit à Paris qu'il n'eût l'âge de trente cinq ans , qu'il n'eût étudié pendant huit ans , au moins ; qu'il n'eût écouté dans les écoles fidélement la lecture des Livres : *Libros fideliter in scholis audiverit.* Que pendant cinq ans il devoit étudier la Théologie , avant d'en donner des leçons publiques , & qu'aucun d'eux n'eût à lire avant la troisiéme heure , *ante tertiam* , les jours que les Maîtres liroient ; que nul ne fût admis à professer ou à prêcher , *ad lectiones solemnes vel ad prædicationes* , sans avoir donné avant des preuves de probité & de science ; enfin qu'aucun écolier ne fût admis au Privilége de Scholarité , sans avoir un Maître particiculier : *Nisi certum Magistrum habeat.*

Pour faire obferver ces Statuts inviolablement, le Légat du S. Siége, en vertu de fon autorité, ordonnoit fous peine d'excommunication à tous ceux qui fe feroient élevés contre ces Statuts, ou qui les auroient violés, de venir dans la quinzaine, à compter du jour qu'ils fe feroient éloignés de la Loi, par devant l'Univerfité des Maîtres & des écoliers, ou par devant quelqu'un commis par elle, promettant folemnellement de s'y conformer avec plus d'exactitude à l'avenir.

Par cette Bulle de 1215, il paroît & que l'Univerfité exiftoit & que la Faculté de Théologie commençoit à vouloir fe féparer, puifqu'il eft queftion de faire pour les Théologiens des Statuts diftingués & à part. Il eft évident que dans les Arts, la Phyfique & la Médecine étoient comprifes & unies. On a pû voir dans la Bulle de 1206, que le Pape dit pofitivement : *Procuratores eorum cujufcumque aut quarumcumque Facultatum.* Le mot de *Facultatum*, vouloit dire alors *Scientiarum*. Ainfi on enfeignoit plufieurs Sciences diftinguées les unes des autres dans l'Univerfité. On voit encore dans

la Bulle de 1215, qu'il y eſt queſtion
d'un écrit, fait par l'Evêque de Paris, qui établiſſoit une forme d'étude
& d'examen, & qui terminoit des différends élévés entre le Chancelier &
les écoliers, *inter Cancellarium & Scholares.* Les écoles de l'Univerſité ayant
ſuccédé aux écoles Epiſcopales, ou
les ayant remplacées, on avoit ſeulement réſervé les droits du Chancelier qui ſubſiſtent encore, & qui
conſiſtent ſurtout à donner la bénédiction de Licence, c'eſt-à-dire le
pouvoir & le droit d'enſeigner la Science à laquelle le Candidat ſe deſtine,
ſoit en Théologie, Médecine . . . . . .

C'eſt à l'année 1220, qu'on rapporte la donation que fit Jean de Saint-
Quentin, Médecin & Théologien, à
l'Ordre de S. Thomas. S'étant attaché
à ces Religieux, il en prit l'habit &
leur abandonna tout ſon bien, & une
maiſon conſidérable, rue S. Jacques.
On prétend que c'eſt de là que leur eſt
venu le nom de *Jacobins.* Jean de S.
Quentin s'appelloit auſſi *Jean de Saint-
Alban* (*l*). Il étoit Médecin de Philippe Auguſte.

(*l*) Voyez le *Dictionn. de du Cange,* au mot
Jacobita.

Les Papes avoient alors pour l'Univerſité de Paris, une prédilection d'autant mieux fondée, que la plûpart y avoient fait leurs études ou y avoient envoyé étudier leurs neveux. Tels étoient Innocent III, Innoc. IV, dont le neveu Ottoboni devint Pape, ſous le nom d'Adrien V, Alexandre IV, (*m*) Grégoire IX, Grégoire X, Honoré IV, ainſi que Boniface VIII & Clément VI.

Après tant de Titres accordés par les Rois & par les Papes, l'Univerſité n'auroit pas dû s'attendre à être troublée auſſi ſouvent qu'elle le fut, vû ſur-tout l'utilité dont elle étoit pour la Ville de Paris, où elle attiroit un grand nombre d'étrangers. Cependant, en 1229, elle fut ſur le point d'abandonner tout - à - fait cette Capitale. Il y avoit eu pluſieurs combats violens dans le Fauxbourg S. Marceau, entre les Bourgeois & les écoliers; l'Univerſité avoit ceſſé ſes leçons, & pluſieurs de ſes membres s'étoient retirés, les uns à Rheims, les autres à Angers, d'autres à Orléans, quelques uns à Toulouſe ; il y en eut même, au rapport de du Boullay, qui

<hr>

(*m*) *Vide Hemereum de Academiâ Pariſienſi,* pag. 19 & 20.

allèrent en Angleterre, en Italie & en Espagne. Ce fut à la recommandation de Grégoire IX, qui pour lors tenoit le siége de S. Pierre, que le Roi Louis IX, en confirmant le Privilége, accordé par Phillippe Auguste son ayeul, fit revenir l'Université & rétablit ses écoles. Le même Pape en 1237, renouvella la Bulle favorable à l'Université, & nomma un Conservateur ou Protecteur, qui sçut maintenir l'Université dans la jouissance de ses Priviléges. Par la suite ce fut l'Université elle - même qui eut le droit de se choisir un Conservateur.

En 1265, le Cardinal, du titre de *Sainte Cecile*, Légat du S. Siége, sous le Pontificat de Clément IV, (*n*) informé des troubles qui régnoient dans l'Université, entre la Nation de France d'une part, & les Nations de Picardie, Normandie & Angleterre d'une autre, au sujet de l'élection d'un Recteur, entremit ses bons offices pour calmer & éteindre jusqu'aux

_____

(*n*) On cite une Bulle du même Pape, de 1231, qui enjoint au Chancelier de l'Eglise de Paris, de n'admettre à la Licence que ceux d'entre les Médecins & Artistes, qui en seront dignes.

moindres étincelles de la division ;
après avoir fait venir par devant lui
& fait assembler dans l'Eglise de Sainte
Géneviéve de Paris (*o*) toutes les parties plaignantes, & après leur avoir fait
sentir combien étoit dangereuse &
scandaleuse une division qui pouvoit
avoir les plus grandes suites : *Cum non-*
nullis peritis , deliberatione habitâ dili-
genti , considerato quoque super omnia
quod dissensiones & schismata semper in
propriæ desolationis interitum adolescunt,
Veritate dicente quod omne regnum in se
divisum facilè desolatur , inspecto etiam
quod ex unione parvæ res crescunt , &
divisione maximè collabuntur , &c. il
prononça & ordonna que , le plutôt
qu'il seroit possible , on travaillât à
élire un seul Recteur , suivant la forme qu'il venoit d'établir , c'est-à-dire
que le Recteur fût choisi par les
quatre Procureurs des Nations , ou
par quatre Maîtres qui auroient prêté
serment , suivant la teneur de l'ancien Statut ; & il voulut que désor-
mais le Recteur fût choisi (*p*) au moins
pour trois mois , parce que c'étoit un

(*o*) L'Université avoit ses écoles près de
Sainte Géneviéve , sur la Montagne.
(*p*) Il paroît cependant que ce ne fut qu'en

abus qui s'étoit introduit très - dange-
reufement , d'en choifir un nouveau
tous les mois ou toutes les fix femai-
nes : *Quia in frequentiori mutatione Ma-
giftratuum , etiam tenax difciplina refol-
vitur & admiffâ crebriùs variatione Regen-
tium , fubditorum tranquillitas diffipatur.*
Et il eut foin (ce même Cardinal) de
faire relire dans une affemblée générale de l'Univerfité , les Statuts faits
l'an 1215 , par le Cardinal de Saint
Etienne , afin de les faire exécuter.

En 1267 , le premier Jeudi après
la S. Martin d'Eté , c'eft-à-dire , le 7
Juillet, en prefence de Bonami, Notaire Apoftolique, & des témoins fou-
ffignés & invités en conféquence, fut
paffé un Acte public , par lequel MM.
Oddon de Chartres , Doyen des Maîtres Régens en Décret de Paris ; Pierre de Limoges , Doyen des Maîtres
Régens en Phyfique de Paris ; Robert de Vumchelis , Recteur de l'Uni-

1280 , le 8 Janvier, que l'Univerfité s'affem-
bla aux Mathurins , pour y élire un Recteur,
fuivant le Statut fait par le Cardinal de Ste
Cecile,& cette délibération concernant l'élection
du Recteur , fut munie du Sceau Rectoral & de
celui des quatre Nations.

verfité

verſité de Paris , Odon de Polangi ,
Procureur de la Nation de France à
Paris , Pierre *Cornuluenſis* , Procureur
de la Nation Angloiſe à Paris , Mathieu Argenis , Procureur de la Nation
de Picardie à Paris , Guillaume de
Lille , Procureur de la Nation de Normandie à Paris , en leur nom & au
nom de leur Nation , comme auſſi du
conſentement de tous les Maîtres Régens dans les dites Facultés & Arts ,
aſſemblés ſpécialement ; & encore du
conſentement des Maîtres Régens
dans la Faculté de Théologie , dont
les noms ſont cy-deſſous , conſtituoient
pour leurs Procureurs , Odon de Bel-
leval , Clerc , & Guillaume Picard ,
Bedeau de l'Univerſité , ſolidaires l'un
pour l'autre , à l'effet de pourſuivre
appel de la Sentence rendue par le
Cardinal de Ste Cécile , Légat du S.
Siége Apoſtolique , portée contre Godefroy , Chanoine de Paris , jadis Official , & pour obtenir toutes Lettres
ſur ce néceſſaires en Cour de Rome ,
promettant , s'obligeant en leur nom ,
de ratifier tout ce qui auroit été fait......

Les témoins préſens , étoient véné-
rables perſonnes MM. Jean de Sivry ,

E

Archidiacre de Chartres , Raymond de *Caturco, Capricetus* (*q*) *Aurelianensis* , Jean de Hetfort , Doyen du même endroit , Jean de Chamlaye , Chanoine d'Auxerre , Etienne de Bonneval , Clerc , Etienne d'Auvergne , Chanoine de Gournay , & plusieurs autres.

Cet Acte étoit fait & signé par Bonamy , Notaire Apostolique , à la réquisition des MM. susdits ; & pour plus grande authenticité & sureté des présentes , on y avoit fait mettre les Sceaux des quatre Nations , distingués les uns des autres.

Les noms des Docteurs de la Faculté de Théologie , qui consentirent au présent Acte , étoient Frères Guillaume , de Basle , de l'Ordre des Frères mineurs , Frère Baudouin , de Tournay , de l'Ordre des Frères Prêcheurs , Frère Grégoire , de l'Ordre du Val des Ecoliers , Maître Galdaric , Moine noir , *Monachus Niger* (Bénédictin) M. Giraud , d'Abbeville , Archidiacre de Pontan , dans l'Eglise d'Amiens , M. Guillaume de *Alumâ* , M. Jean de *Allodio* , du Diocèse d'Orleans.

Et il est bon de sçavoir que les Re-

(*q*) Lisez *Capicerius* ou *Capicetus*, Chefcier.

ligieux fufdits , de l'Ordre des Mineurs , des Prêcheurs & du Val des Ecoliers , ont confenti à ces préfentes , en préfence du Notaire , & que les Maîtres en Théologie n'ont confenti qu'en préfence de l'Univerfité.

Par cet Acte très-authentique & tiré des Archives de l'Univerfité , on s'aperçoit aifément que la Faculté de Théologie faifoit un corps à part , dans l'Univerfité , tandis que les Maîtres en Droit , les Maîtres en Phyfique paroiffoient encore mêlés avec les quatre Nations & le Recteur. En effet la fimple divifion de l'Univerfité en quatre Nations ne pouvoit long-temps fuffire. Il étoit difficile de laiffer réunis des hommes dont les connoiffances & le genre d'étude étoient fi différents. Puifque l'Univerfité prétendoit enfeigner la Théologie , la Jurifprudence , la Phyfique ou Médecine , les Belles-Lettres & les Arts ; il étoit plus convenable de féparer les différentes Compagnies fuivant l'objet différent de leurs études. D'ailleurs à mefure que les Sciences faifoient de nouveaux progrès , & que les connoiffances fe multiplioient , le même homme ne pouvoit plus se permettre de les enseigner tour-à-tour de quel-qu'étendue de génie qu'il fut doué. Enfin les Compagnies se trouvant trop nombreuses, il falloit former des Colonies ; il falloit que les essains multipliés se cherchassent de nouvelles habitations. Ce furent les Théologiens, comme les plus nombreux, qui, les premiers, se séparèrent dans l'Université. Filsac (*r*) qui a fait les plus grandes recherches sur l'origine de la Faculté de Théologie, prétend que ce fut sous le Régne de S. Louis que les premiers Statuts furent rédigés, mais qu'ils étoient en petit nombre, *sed pauca sed brevia cùm nondum societatis formam planè nacta esset.*

Une des raisons qui détermina les Maîtres en Théologie à former un corps séparé, ce fut le grand nombre de Communautés Religieuses qui, pour lors, se multiplioient de jour en jour : *Emergentibus novis Religiosorum mendicantium sodalitiis ne propter instituti & originis novitatem, novam etiam invehere viderentur doctrinam & in Parisiensium Magistrorum ordinem adsisci*

(*r*) Facult. Theolog. Origo prisca. 1620.

& adscribi curaverint. C'est-à-dire
que, dans la crainte de voir arriver
beaucoup de changemens dans la Doctrine & les usages des Maîtres en
Théologie, par la nouveauté des differens Ordres de Religieux mendians,
dont chacun paroissoit avoir une Doctrine & des constitutions différentes
& nouvelles, la Faculté de Théologie se forma en un corps séparé, & de
même que dans le Militaire, il est différents grades auxquels avec le temps,
l'âge & le mérite éprouvé on peut parvenir : de même aussi on introduisit alors
à titre de récompense les grades de
Bachelier, *Bachelier formé*, *Bachelier
de Licence*, *Licentié & Maître* ou
Docteur ; cette dernière dénomination, dans les commencemens, s'accordoit rarement & difficilement. C'étoit
le Bâton de Maréchal de France. Peut-
être en multipliant trop ce titre de
Docteur, l'a-t-on avili ?

Pour obtenir ces grades il falloit
soutenir des disputes, faire des cours,
des résumptes, des Vespéries, répondre à des Quodlibétaires, & avoir
préalablement étudié un grand nombre d'années.

E iij

En 1300, la Faculté de Théologie fit une rédaction de ses Statuts dans ces termes, *Statuta antiqua redegimus in formam sequentem.* Le mot de Faculté, *Facultas*, qui dans l'origine étoit synonime avec *Scientia*, fut pris par chacun des corps qui se séparèrent, afin d'avoir un titre distinctif l'un de l'autre. On disoit avant, *Magistri in sacrâ paginâ, Magistri Biblici, Facultas sacræ Theologiæ, sacratissima Facultas*, & ce n'est que fort tard, & je crois même vers la fin du XVe siécle que les dénominations d'usage aujourd'hui commencèrent à s'introduire. On appella la Faculté de Théologie, *sacra Theologiæ Facultas*. La Faculté de Droit qui, aujourd'hui s'appelle *Consultissima Jurium Facultas*, se nommoit anciennement, *Decretorum Facultas*, la Faculté des Décrets ou du Decret; peu après *Juris Pontificii Facultas*, & enfin, le Droit Romain étant devenu l'objet des recherches de la Faculté de Droit, ainsi que les Saints Canons de l'Eglise & les Décrétales, elle a été appellée, *Consultissima Jurium Facultas*. Les Médecins de leur côté, dès l'origine étoient confondus avec l'Université,

& principalement avec ceux qui s'appelloient *Artiſtæ*. Après l'étude de la Grammaire, des Belles-Lettres, des Mathématiques, de l'Algèbre, de la Géométrie, on étudioit la Phyſique générale & particulière. Cette dernière conduiſoit naturellement à l'Anatomie, aux maladies du corps humain, & par conſéquent à la Médecine, ce qui détermina à appeller les Médecins, *Phyſici, Phyſicorum Facultas, Facultas in Phyſicâ, Medicinæ Facultas*; & lorſque les épithétes furent devenues preſque néceſſaires, parce qu'elles étoient diſtinctives, on dit *Saluberrima Medicorum vel Medicinæ Facultas.*

Les Nations prirent auſſi des dénominations relevées, *Honoranda Gallorum Natio; Fideliſſima Picardorum Natio; Veneranda Normanorum Natio; Conſtantiſſima Germanorum Natio*. Cette dernière Nation, depuis l'origine juſques vers le milieu du XVe ſiécle, s'étoit appellée, *Natio Anglicana*; mais après les longs malheurs de la France, cauſés par l'invaſion des Anglois, ceux qui compoſoient cette Nation s'accordèrent, ſans doute unanimement à prendre la nouvelle dénomination de *Natio Alemaniæ.* En 1417, on trouve encore dans les Archives de l'Univerſité, un Acte où ſe lit *Natio Anglicana.* En 1443, on lit *Natio Alemaniæ.* En 1509, *Natio Germanicana.* Les quatre Nations compoſent ce que l'on appelle *la Faculté des Arts*, ſous la domination Latine de *Præclara Artium Facultas.*

La Faculté de Médecine ſuivit bientôt l'exemple de la Faculté de Théologie, ſe ſépara des quatre Nations, parmi leſquelles elle étoit confondue & ſe forma des Statuts qui lui devinrent propres ; Statuts imités de ceux de l'Univerſité, de la Faculté de Théologie & dont pluſieurs articles, malgré l'éloignement des temps, ſubſiſtent encore aujourd'hui, tels qu'ils étoient alors.

L'étude du Droit, ou plutôt l'étude des Saints Canons de l'Egliſe & des Décrétales des Papes étoit cultivée, non-ſeulement dans l'Univerſité, mais encore dans les écoles Epiſcopales ou écoles du Cloître. Un ou pluſieurs Chanoines de la Cathédrale étoient chargés de donner des leçons publiques ſur cette matière. Mais, afin que la partie de l'Univerſité qui compo-

soit la Faculté des Décrets n'en fou-
ffrit point, le Pape ordonna par une
Bulle (ƒ) que celui qui étoit chargé
d'enseigner au Cloître prit des Dégrés
sous les Maîtres de la Faculté de Droit,
& les écoliers qui suivoient le Professeur Chanoine, pour jouir des Priviléges de l'Université, devoient être
inscrits chez le Doyen de la Faculté
& lui prêter serment (*t*).

La Faculté de Médecine toute Ecclésiastique ainsi que l'Université, avoit
aussi, suivant *Hemereus*, ses Professeurs au Cloître. Il est du moins con-
stant que ses assemblées générales se
tenoient, tantôt *supra Cuppam Nostræ
Damæ*, près le bénitier, tantôt *apud
Sanctam Genovefam parvam*, à Sainte
Géneviéve (des Ardens); quelquefois
au Prieuré de S. Eloy, &c. Je dis
les assemblées générales, parce que
les Actes particuliers, leçons, examens, thèses, redditions de comptes
se faisoient chez les Docteurs, chez
le Doyen, chez l'ancien ou chez le
Président de l'Acte, & cet usage, pris

(ƒ) Cette Bulle du Pape Clément VII, en
1384, est fondée sur un usage fort ancien.
(*t*) *Vid. Hemer.* pag. 45.

E v

des autres Facultés, se pratique encore dans celle de Théologie, par rapport aux examens seulement. La Faculté de Médecine formée en corps, commença par se faire des Statuts, d'après les usages qu'elle observoit déja, lorsqu'elle étoit mêlée avec l'Université; ainsi (*u*) nul ne pouvoit être Maître ou Docteur-Régent de la Faculté de Médecine, s'il ne s'engageoit à donner des leçons tant qu'il voudroit jouir du titre de *Régent*, & s'il ne commençoit par faire un cours au moins de deux années. On fit aussi des Statuts concernant les Ecoliers, les Bacheliers, les Licentiés, les Maîtres Régens ou Docteurs. Ces Statuts paroissent avoir été faits & rédigés en forme de loi, bien avant 1270. En effet on trouve dans le Livre du Recteur, (auquel, à la seule inspection, il seroit bien difficile de ne pas accorder la plus grande authenticité ainsi que beaucoup d'antiquité), une suite de Statuts

(*u*) On a vû dans le Réglement de 1215, dressé par le Cardinal de S. Etienne, Légat du S. Siége, que nul n'étoit admis dans la Faculté des Arts, *nisi protestetur se lecturum duobus annis ad minus.*

ou Réglements faits pour les écoliers, Bacheliers , Licentiés en Médecine, fous ces titres ; *Capitulum eorum ad quæ tenentur curfum incipere volentes*, pag. 68. *Capitulum eorum ad quæ tenentur Bachelarii in Medicinâ incipere volentes* , pag. 69. *Capitulum eorum ad quæ tenentur illi qui volunt licentiam in Medicinâ Parifius. Hæc eft forma Bachelariorum in Medicinâ Licentiandorum ,* &c. Ceux qui vouloient commencer leur cours s'obligeoient par ferment de garder les fecrets , les Statuts , les ufages de la Faculté , qui leur feroient indiqués par le Doyen , ou celui qui tiendroit fa place , ou par toute la Faculté. *Ordinationes , Statuta , honores , confuetudines , fecreta (x) , fervabunt ; vel quæ per Decanum , vel per alium & vices Decani gerentem , vel quæ coram totâ Facultate indicabuntur eifdem.* Le fecond article portoit qu'ils devoient avoir étudié pendant trois années , neuf mois de chaque année & au moins cinq mois de la quatrième année ; & il eft

(**x**) Cet article fubfifte en entier & eft aujourd'hui le premier des trois articles qu'on jure d'obferver avant de recevoir le Bonnet de Docteur.

dit que , dans le cas où le Bachelier n'auroit point suivi les écoles neuf mois de chacune desdites années , on lui accordera cependant la permission de faire son cours , pourvu qu'il ait employé avec beaucoup d'attention tout le temps de ses études. *Item dabunt fidem Decano vel alio Decani officium tunc gerenti , vel coram totâ Facultate quod in Medicinâ audiverint per tres (y) annos novem menses & sint in quarto de quo audiverint per quinque menses ; & si Bachelarius de quolibet dictorum annorum per novem menses Medicinæ studio non vacavit , nihilominus eidem legendi cursum concedatur , dummodo per tres & duos menses Bachelarius dictæ scientiæ studuit pari diligentiâ , scilicet audiendo ordina-riè , non computato tempore vacationis.*

Le troisiéme article portoit qu'ils assureroient avoir répondu à deux questions dans les écoles de deux Maî-tres , c'est - à - dire dans une dispute

---

(y) M. Crevier s'est trompé ici , en di-sant neuf années d'étude , d'après du Boullay qui sans doute , par sa faute ou celle de ses Copistes , avoit oublié *tres annos.* On peut consulter du Boullay lui-même ; il sera facile de voir que c'est un oubli.

folemnelle & non pas dans une leçon, ou au moins une fois dans une difpute générale. *Item fidem dabunt quod bis refponderint de quæftione in fcholis duorum Magiftrorum, fic intelligendo in difputatione folemni & in lectione, vel faltem femel in difputatione generali.*

Quatrièmement (*z*) ils jureront d'avoir pris des leçons fur le traité dont ils veulent faire un cours : *Item dabunt fidem, quod liber quem legent curforiè, eumdem ordinariè audiverint.*

Plus ils donneront quatre bourfes, ainfi que les donne le premier Bachelier qui veut faire fon cours, avant de prêter ferment : *Item dabunt quatuor burfas quæ primo à Bachelario curfum de novo legere volenti, ante omne juramentum incæptum petantur.* Enfin ils donneront au moins une bourfe au Bedeau, & ils jureront d'affifter tous les Samedis à la Meffe, ainfi que les Maîtres Régens, fous peine d'amende de deux

______

(*z*) Pour entendre cet article il faut fçavoir que *Suivre les leçons*, s'entendoit par *Audire ordinariè*, & faire un cours, *Legere curforiè*, & que les Bacheliers devoient faire quatre cours, c'eft-à-dire, *Legere curforiè*, pour parvenir à la Licence.

deniers : *Item Bedello unam burfam ad minus ; item fidem dabunt quod quâlibet die Sabbati intererunt Miffæ ficut Magiftri qui diu legent iis , in pœnâ duorum denariorum.* Ainfi, pour être Bachelier, il falloit avoir étudié au moins trois ans & demi ; & , pour être Licentié , il falloit avoir prouvé cinq ans & demi ou fix ans d'étude. Le Bachelier devoit faire des cours avant d'être Licentié , c'eſt-à-dire *Legere curforiè.*

Il eſt encore bon de ſçavoir que les Bacheliers qui vouloient être admis à la Licence , devoient s'engager à obferver dans la fuite tout ce que les Maîtres Régens obfervoient , *dum aclu erunt Regentes.* Ils devoient de plus promettre qu'ils n'affifteroient à l'examen d'aucun Bachelier en Médecine , hors des écoles deftinées à cet examen & tenues par les Maîtres Régens. Ils devoient donner quatre bourfes avant d'être admis à la Licence, & au Bedeau au moins vingt cinq fols Parifis , *& dabunt fervienti , antequam incipiant , vigenti quinque folidos Parifienfes ad minus.* Ils devoient auffi renouveller le ferment d'obferver les Satuts. Par conféquent tous les

Statuts se réduisoient à régler ce que devoient faire les écoliers, les Bacheliers, les Licentiés, avant d'être présentés au Chancelier, & les Maîtres pour avoir le droit de Régence & d'être du Collège de Médecine, composant la Faculté.

Sur la forme prescrite pour ceux qui aspiroient à la Licence, il est à observer que le Maître, sous lequel étoit le Bachelier, devoit, en présence des Maîtres appellés *ad hoc*, rendre compte au Chancelier, de la capacité du Bachelier, pour la Licence, & prouver son temps d'étude par deux témoins, ainsi que les cours qu'il avoit faits, & même la nature des Traités qu'il avoit enseigné *cursoriè*, suivant les usages de la Faculté : *Debet dare fidem magister, sub quo est Bachelarius, Cancellario præsentibus magistris* ad hoc *vocatis de idoneitate Bachelarii Licentiandi ; tempus auditionis debet probari per duos testes ad minus, & tempus auditionis & formam auditionis librorum ; quòd debet audivisse bis artem Medicinæ ordinariè & semel cursoriè.* Dans ce même Statut qui regarde les Licentiés, il est question des Livres qu'on devoit étudier & toujours en concurrence un de théorie, & un de pratique. Sur tous ces articles on faisoit jurer ; & quiconque étoit convaincu de faux serment, étoit chassé, fut-il reçu Licentié ou Maître.

Outre les Statuts qui regardoient les Maîtres, il en étoit un qui défendoit de faire aucun cours le matin ; sans doute parce que ce temps étoit destiné aux leçons ordinaires : *Nullus magister debet legere de mane cursoriè.* Il étoit défendu d'ouvrir l'école un jour de Fête ou de congé : *Nullus debet legere in die quo generaliter festivatur, nec magister, nec Bachelarius. Item nullus magister debet suas lectiones ordinarias terminare cursoriè.* Cet article n'est pas facile à comprendre. Apparemment qu'un Professeur ne devoit pas changer ses leçons ordinaires en cours. Enfin on ne devoit pas donner de leçons, depuis la Toussaint jusqu'au Carême, les jours qu'il y avoit Thèse. On ne devoit pas donner leçon les veilles de grandes Fêtes. Ces articles s'observent encore aujourd'hui : *Item secundùm quod magistri incipiunt ita ordinatur. Item nullus debet disputare primâ die legibili.* Tous ces articles concernent la police des écoles en général.

Un article sur lequel il avoit été fait séparément un réglement, portoit que tout Bachelier qui se présenteroit à la Licence, contre les Statuts de la Faculté, & tout Maître qui la lui procureroit, seroit sur le champ chassé de la Faculté, de même que ceux qui ne voudroient pas observer les Statuts & les usages ordinaires de la Faculté : *Statutum est quod quicumque Bachelarius incipiet Licentiam contra Statuta & consuetudines, vel Magister qui hanc procuraret, ipso facto esse privatum in sempiternum Societate Magistrorum & omni actu scholastico prædictæ Facultatis. Simili pœnâ punientur qui vetant formam & ordinationes contentas in hoc libro jurare.* Ce fut sans doute, en conséquence d'un violement formel de ce dernier Statut, qu'en l'année 1270, sous le Décanat de Pierre de Limoges, la Faculté fut assemblée solemnellement, & toute entière, *de alto & de basso* (du grand & du petit banc) pour punir Maître Pierre de Lengrés le boiteux, *M. Petrum de Lengrés claudum,* parce qu'il avoit trompé son Maître ; *pro ea quod*

fraudem fecerat Magiſtro ſuo, & advocave-
rat quoſdam alios Magiſtros ad tenendam
communionem ſuam. En effet, les Maîtres aſſemblés dans l'Egliſe de Sainte
Géneviève (des Ardens) *in Eccleſiâ*
Sanctæ Genovefæ parvæ, le fait bien
conſtaté, le dit Maître Pierre fut con-
damné à dix livres tournois d'amende,
qui furent employés ſur le champ à
acheter un ornement pour l'Egliſe où
ſe faiſoit l'aſſemblée : *Et, ſufficienti fac-*
tâ inquiſitione, fuit finaliter punitus Ma-
giſter Petrus in decem libras turonenſes, de
quibus fuit empta infula apud Sanctam
Genovefam parvam (a). Et il fut arrêté
dans la même aſſemblée, qu'il ne
pourroît jamais rentrer en grace ſans
le conſentement de toute la Faculté :
Quod nunquam de certò tenebit commu-
nionem in Facultate Medicinæ, niſi hoc
tota Facultas revocaverit.

On renouvella, dans la même année & ſous le même Doyen, le mê-

(a) M. Crévier, qui a lû *inſula* aulieu d'*in-*
fula, à crû que de cette ſomme on avoit acheté
un terrein, *inſulam* une iſle ; mais il s'eſt trompé, l'argent des amendes s'eſt toujours employé
& devroit encore aujourd'hui s'employer à l'ornement de la Chapelle. *Infula* eſt un ornement
d'Egliſe.

me Statut par lequel tout Bachelier qui recevroit la Licence contre les ufages de la Faculté, ou tout Maître qui la lui procureroit, feroit rayé du Catalogue des Maîtres pour toujours.

En 1272, les Maîtres de la Faculté de Médecine, François de Lunerii, Guillaume de Blans, Jean de Rofet, faifant les fonctions de Doyen, Hugues de Parme, François Lombard, Jean de Saint Denis, *pro bono & utilitate & honeftate Facultatis*, furent d'avis que tout Bachelier qui voudroit être admis dans la Faculté, donneroit, le jour de fa réception, à tous les Maîtres en Médecine d'exercice, des bonnets quarrés, & qu'on porteroit fon bonnet à la Meffe, aux réceptions, aux difputes ou Thèfes, & partout ailleurs où il conviendroit à l'honneur de la Faculté de le porter.

En 1274, fous le Décanat de Maître Jean de Rofet, tous les Maîtres affemblés furent d'avis, que s'il arrivoit par hazard qu'un Maître Régent s'éloignât de la Ville de Paris, fans abandonner le projet de reprendre fes leçons, il feroit cenfé prefent, & que les autres Maîtres Régens feroient tenus de faire le service pour lui : *Quod si fortè accidet Magistrum regentem in Medicinâ recedere à civitate Parisiensi, propositum tenentem resumendi in Medicinâ lectiones, Magistri Regentes tenentur ad suum servitium (b) ac si esset præsens.*

Dans la même année, sous le même Décanat, il fut arrêté en présence des Maîtres Jean de Parme, Jean Petit, Jean Breton, Pierre d'Allemagne, Pierre de Neuchâtel, Bouret, Jean de *Cachalo* Regens en Médecine, que le Sceau de la Faculté ne seroit jamais prêté à personne sans le consentement particulier du Doyen.

La même année & sous le même Décanat, il avoit été arrêté que le Sceau de la Faculté seroit en argent : *Quod sigillum fiet de argento ad majorem confirmationem.*

Nous ne nous sommes étendus sur tous ces articles que pour développer comment la Faculté de Médecine

(b) Le mot *servitium* doit aussi signifier un service pour le repos de son ame, service qui ne se faisoit que pour les Régens, ceux qui donnoient des leçons & qui étoient du Collége.

de Paris à été formée en corps, & pour prouver que très-anciennement elle avoit un chef particulier, des Bedeaux, un Sceau, des Statuts, des usages, des écoles, des cours publics; que chaque Bachelier étoit attaché à un Maître particulier qui dirigeoit ses études, qui lui apprenoit la Médecine & qui le présentoit au Chancelier pour en recevoir la Licence. Nous allons maintenant parler des Traités qu'elle enseignoit à ses écoliers, des Auteurs qu'elle adoptoit, & sans l'étude desquels nul ne pouvoit être admis. Nous passerons ensuite à quelques Statuts particuliers que la Faculté de Médecine avoit crû devoir ajouter pour la police extérieure & générale de la Médecine & pour l'utilité publique.

A la tête des Auteurs approuvés par la Faculté de Médecine dès le milieu du XIIIe siécle, on voit Hippocrate & ceux de ses Traités qui lui ont acquis le plus de réputation, je veux dire ses *Aphorismes*, ses *Prognostics*, le *Traité des maladies aigues*, &c. suivent *l'Introduction à l'Art abrégé de Galien* par *Joannitius*, un *Traité Anatomique* de Théophile, observateur

exact, & fidèle imitateur de Galien,
sur la structure du corps Humain, &
un *Traité des urines* du même ; un *Traité de Philaréte sur le pouls*, le *Traité
en Vers*, de Gilles de Corbeille, Médecin de Paris, *sur les urines & sur
les différences du pouls*. On lisoit encore dans les Ecoles plusieurs Traités de
Médecine Théorique & pratique d'Isaac, Médecin Arabe du VIIe siécle.

Ces Auteurs avoient aussi leur commentateurs, & la Faculté n'adoptoit
pas indifféremment tous ceux qui portoient ce nom.

Quelques recherches que j'aye fait
sur Joannitius (c) & Philaréte, j'igno-

(c) Joannitius est peut-être ce célébre Citoyen de Ravenne, qui mourut en 711, dont
il est parlé dans le nouvel *Abrégé Chronologique de l'Histoire d'Italie*, par M. de S. Marc,
Tom. I. pag. 287. C'étoit l'homme de son siécle
le plus sçavant, sur tout dans la Langue Grecque.
L'Exarque de Ravenne cherchant quelqu'un, capable d'écrire les Lettres qu'il étoit obligé
d'adresser à l'Empereur, on lui présenta Joannice, & on le pria de l'essayer. Quoique son
extérieur n'eût pas prévenu favorablement,
l'Exarque fit sur le champ apporter une Lettre
Grecque qu'il avoit reçue de l'Empereur. Joannice demanda s'il vouloit qu'il la lut en Grec
ou en Latin, l'un ne lui coutant pas plus que

re abſolument dans quel ſiécle ils vivoient. Probablement ils ſont du nombre des anciens Arabes.

Il eſt plus intéreſſant de connoître
Théophile , ſurnommé *Proto - Spa-
tharius* , c'eſt - à - dire , *Chef des Porte-
lances* ou *Hallebardiers* , Préfet du
Prétoire ou Capitaine des Gardes de
l'Empereur. Cet Auteur a écrit en
Grec fort correctement. Il parloit d'a-
près Hippocrate , Galien & un autre
Médecin qu'il appelloit *Magnus* , &
pour lequel il paroît qu'il avoit beaucoup d'eſtime. Il eſt prouvé par ſon *Traité de la ſtructure du corps humain* ,
qu'il étoit Chrétien , puiſqu'avant de
parler de la ſtructure du Poulmon il in-
voque Jéſus-Chriſt , ſeul vrai Dieu ,
par qui tout eſt fait , & ſans lequel
rien n'eſt fait. Dans le Livre IVᵉ *Chap.*
XVIᵉ , en parlant de l'œil , lumière du
corps : *Aiuſi*, dit - il , *que parle dans les
Saints Evangiles , Jéſus - Chriſt notre
vrai Dieu.*

l'autre. Alors L'Exarque lui donna une Lettre
Latine qu'il lui dit de lire en Grec, Joannice
s'en acquitta de manière à ſurprendre , & il
fut choiſi pour Sécretaire. Trois ans après, l'Exarque reçut ordre de l'envoyer à Conſtantinople.

Quoique les Auteurs ne s'accordent pas sur le temps que Théophile a vêcu, on peut cependant assurer avec *Guidonius*, Auteur Anglois, à qui on doit une belle édition de ses Œuvres, qu'il vivoit entre le IVe & le VIIe siécle. En effet il cite Aëtius, qui vivoit au IVe siécle, & le mot de σπαθη en Latin *Spatha* est un mot nouveau, inconnu chez les anciens Grecs. Aureste cet Auteur mérite beaucoup d'estime. Outre son *Traité de la structure du corps Humain*, on a de lui des *Commentaires sur les Aphorismes d'Hippocrate*, adoptés par *Musa Brassavolus*. Guillaume Morel, en 1555, a traduit en Latin & orné de Notes, son *Traité Anatomique* qui avoit déjà été traduit en Latin en 1548, par *Junius Paulus Crassus*, de Venise. On a encore de cet Auteur un *Traité des urines & des excréments*. Le même *Guidonius*, de qui nous empruntons cette notice, assure que dans la Bibliothéque Impériale à Vienne, il y a quelques Manuscrits Grecs du même Auteur, entr'autres un *Antidotaire*

Le Livre *des Excréments* contient dix sept Chapitres. On y reconnoit facilement

facilement un Médecin inftruit , plein de la lecture d'Hippocrate , & furtout des *Aphorifmes* qu'il cite fouvent & fort à propos. Dans le *Traité des urines* il paroît ne répéter que ce qu'ont dit avant lui Galien & les anciens Médecins. *Volfangus Juftus* , Auteur peu exact , qui l'appelle auffi *Philothée* ou *Ptolothée* , le fait vivre l'an 170.

On doit à Frédéric Morel , l'Edition Grecque & Latine du *Traité des urines* ; il l'imprima en 1608 , *in-folio* , d'après un Manufcrit de la Bibliothéque du Roi. En 1553 , on avoit imprimé à Bafle , chez Henri Pierre , le *Traité des urines* avec un Commentaire *d'Albanus Torinus* , & ce même Livre , accompagné du *Traité du pouls* de Philaréte , a été imprimé à Paris en 1567 , *in-folio*.

Après les Traités d'Hippocrate & de Galien , l'Abrégé de Joannitius , les Traités de Théophile & de Philaréte , dont la Faculté ordonnoit la lecture , elle infiftoit beaucoup fur la plus grande partie des Traités d'Ifaac , Médecin Arabe.

Ifaac , Ifraëlite , fils par adoption de Salomon , Roi d'Arabie , felon René Moreau , dans fon *Traité de la*

Pleuréſie, vivoit en 660, & ſuivant *Volfangus Juſtus*, dans ſa *Chronologie des Médecins*, cet Auteur vivoit en 1158.

On le croit Auteur d'un grand nombre de Traités de Médecine, ſçavoir des définitions, des alimens, des diétes générales & univerſelles, des diétes particulières, des urines, (*d*) des fiévres, dix Livres de Théorie & dix Livres de Pratique, avec un Traité intitulé *le Viatique* que Conſtantin s'étoit attribué.

Dans l'Edition des Œuvres d'Iſaac, qui parut *in-folio* à Lyon chez Barthelemy Trot, 1515, on trouve auſſi pluſieurs Traités de Conſtantin, ſçavoir un Traité des yeux, de l'eſtomach, de la perte de mémoire, un abregé de l'Art de Galien, avec une table & un Index de toutes les queſtions traitées dans les Commentaires,...... les deux Traités des diétes univerſelles & particulières, c'eſt-à-dire les cinq Traités des vertus des aliments & de la manière de vivre pour conſerver

______

(*d*) Le *Traité des Diétes générales & univerſelles*, celui *des Diétes particulières* & celui *des Urines*, ont été commentés par Pierre d'*Eſpagne*.

fa santé, traduits de l'Arabe en Latin, & corrigés par les soins de *Porcius Germesheimunius*. à Basle 1571, *in - 4°.* & *in - 8°.* 1577, & à Anvers en 1607 & 1608, *in - 8°.* Enfin le Traité des fiévres d'Isaac est aux *pages* 118 & 130, de la Collection de Venise, *in - folio.* Il faut observer que le Traité des urines, & du pouls d'Ægidius étoit le dernier des Traités adoptés, *Ægidii Versus.*

Ce fut avec ce nombre choisi d'Auteurs & de Commentateurs que la Faculté de Médecine commença à fonder son école, & qu'elle statua la quantité de leçons & de cours auxquels elle vouloit que ses Ecoliers & ses Bacheliers fussent assujettis.

1°. Les Bacheliers admis dans les écoles des Maîtres, pour y faire leurs cours, ne devoient lire sous serment, que des Livres de Médecine, excepté cependant le traité des animaux & le quatriéme des Météores (*e*).

2°. Plus, on leur faisoit jurer qu'après la quinzaine, ils commenceroient leurs leçons, & que le Traité qu'ils ex-

(*e*) *Quod in Scholis Magistrorum Medicinæ non legent nisi libros Medicinales, exceptis libro de animalibus & quarto meteorum.*

pliqueroient, feroit du nombre des Livres qu'il eft permis de lire. Bien plus, que ce Livre, ainfi que tout autre, ne feroit point accompagné de Commentaires deffendus ou différens de ceux permis & cottés par la Faculté, avec les queftions & les explications ou Commentaires approuvés, s'ils peuvent les avoir (*f*).

Les Aphorifmes d'Hippocrate devoient remplir cinquante leçons.

Le Livre de la Diéte au moins quarante.

Le Traité des Maladies aigues, trente-huit.

Le Livre des Prognoftics, vingt-fix.

Le Livre de Joannitius, *Introduction à l'Art abrégé de Galien*, vingt leçons.

Le Livre entier d'Ifaac, intitulé *Viaticum*, cinquante leçons.

Et dans le cas où le Bachelier voudroit choifir le feptiéme Livre du Viatique pour la moitié d'un des cours, il de-

(*f*) *Item & quod infra quindenam incipient legere, & qui liber quem primò legent, erit de formâ librorum qui debent legi, & ipfum cum aliis non legent cum lectionibus effræniatis, nec cum lectionibus aliis per Facultatem quotatis & ordinatis, cum expofitione & quæftionibus, fi poffent eas reperire.*

voit employer au moins dix leçons (*g*).

Le Livre de Philarete, sur le pouls, devoit remplir douze leçons.

Le Livre d'Isaac, sur les fiévres, vingt.

Les Diétes universelles du même, vingt-deux leçons.

Les Diétes particulières du même, vingt-huit leçons.

Le Traité d'Isaac des urines, celui de Théophile, du pouls & des urines, vingt leçons.

Enfin celui de Gilles de Corbeille, sur les urines, vingt leçons.

Avant d'être présentés au Chancelier, les Bacheliers devoient prêter serment qu'ils avoient lû, ou fait, quatre cours au moins, sur la Médecine, avec le nombre de leçons marqué ci-dessus, dont deux seroient commentés, trois de Théorie, & les autres de Pratique, sans compter la moitié d'un Livre pour un cours. Par exemple, le septiéme du Viatique, ou le cinquiéme des Fièvres ; mais tout le

____

(*g*) *Et volens septimum librum Viatici legere pro medietate unius de cursibus , apponet ad hoc minus decem lectiones.*

Livre entier, un de Théorie & un entier de Pratique (*h*).

Par ce détail, on voit que les Traités les plus eftimés d'Hippocrate, étoient l'objet des études des Bacheliers ; venoient enfuite les Traités de Galien, les Livres d'Ifaac, un des Médecins parmi les anciens Arabes qui a le plus écrit. Théophile, Auteur fort eftimable, étoit du nombre des Livres permis, ainfi que Joannitius & Philaréte. La marche étoit fermée par Gilles de Corbeille, Médecin de la Faculté.

A ces Livres par la fuite, on a ajouté Avicenne, Rhafis..... Les Traités d'Hippocrate & de Galien, à mefure

(*h*) *Antequam præfententur Cancellario, jurabunt quod Parifius perlegerunt quatuor curfus de Medicinâ, ad minus, cum lectionibus quotatis, prout fuperiùs eft expreffum, quorum duo erunt Commentati, & tres de Théoricâ & alios de practicâ, non computando partem libri pro curfu, ficut feptimum Viatici vel quintum febrium, fic totum librum unum Theorica integrum, & unum practica integrum: Ita quod nullus librorum nominatorum pro uno curfu per fe habeatur, fi duo illorum funt copulati, videlicet liber Philareti de pulfibus, & Theophili de urinis, Ægidii de pulfibus & Ægidii de urinis.*

qu'on a pû en avoir de fidelles copies, & ces Livres ont fervi aux études de la Faculté de Médecine, jufqu'à Fernel qui a eu le rare honheur de voir fes traités enfeignés de fon vivant.

La difcipline intérieure de l'école ainfi réglée (i), le temps d'étude marqué, les Livres permis & néceffaires indiqués, les Satuts deftinés aux Ecoliers, Bacheliers, Licentiés & Maîtres qui vouloient être du Collége, pour jouir chacun en particulier des Priviléges attachés à leurs grades, étant dreffés & arrêtés, il fut queftion de travailler à des articles particuliers de Réglements, fur l'exercice de la Médecine, Réglements effentiels dans tout état policé, & fur-tout dans une Ville très-peuplée. Ces Réglements fe trouvent en entier dans le Livre du Recteur, *page* 69 *& fuivantes*, & dans l'Hiftoire de l'Univerfité, par Egafte du Boulay, *page* 400, *Tome troifiéme.* Nous croyons devoir mettre ici tout

(i) En 1331, au mois d'Août, ces ufages & Statuts furent confirmés par Philippe VI, dit de Valois, par une Ordonnance enregiftrée, & qui fe trouve dans le *Recueil des Ordonnances des Rois de France, de la IIIe Race,* avec des notes de l'Editeur fort inftructives.

au long ce Statut, qui n'est qu'indiqué dans l'Histoire de l'Université, par M. Crévier.

Le même an, c'est-à-dire 1281, sous le Décanat de Jean de Chérolles, les Maîtres de la Faculté de Médecine, firent le Statut suivant, (*k*) ou à-peu-près en mêmes termes, contre ceux qui sans titre pratiquoient la Médecine à Paris.

[AU NOM DE DIEU, AINSI SOIT-IL. Comme plusieurs personnes s'ingèrent de pratiquer la Médecine, sans y avoir acquis suffisamment de connoissances, ignorant entièrement les premiers principes de l'Art; s'exposent hardiment & sans pudeur à voir des malades; administrent à toutes sortes de personnes témérairement & sans

(*k*) STATUTUM CONTRA ILLICITE PRATICANTES. *Anno eodem videlicet* 1271 *vel* 1281, *Magistro Joanne de Cherolles Decano tunc existente Facultatis Medicinæ, Magistri dictæ Facultatis ordinaverunt & fecerunt Statutum contra istos præcticantes Parisius. vel circiter in modum qui sequitur.*

IN NOMINE DOMINI, AMEN. Quoniam autem nonnulli nondum in arte Medicinæ provecti, causas Medicinalis operis penitùs ignorantes, turpiter & inverecundè usurpando sibi assumunt Parisius officium practicale, sine peritorum con-

le conseil des habiles gens, des remédes dont ils ignorent absolument la
violence & ce qu'il convient de mettre dans lesdits remédes, soit pour la
baze, soit pour la forme, soit pour
en augmenter l'action & la force, que
malheureusement ils donnent de leur
propre chef au premier venu, & qu'en
conséquence de ces sortes de remédes donnés non - seulement sans Science, mais plutôt au hazard, il en étoit
arrivé que plusieurs personnes étoient
mortes; ce qui doit être regardé comme criminel, d'autant plus encore
qu'ils encourent la Sentence d'excommunication prononcée par l'Official;
qu'ils font un tort notable aux habitans
de Paris, & qu'ils déshonorent la
Médecine & les Médecins : Nous
*silio administrantes quibuscumque & temerè qua-
lescumque Medicinas, quarum violentias ignorant penitùs, quod pro basi, quod pro formis,
quod pro acumine poni debeant in hujusmodi Me-
dicinis, quas ex proprio capite simplicibus hominibus miserabiliter administrant, & idcirco suis
administrationibus, non secundùm artem, sed magis à casu, & à fortunâ factis, multos mortis
supplicio enormiter tradiderunt, quod est in peri-
culo animarum suarum & maximè cùm ipsi in hoc
sententiam incurrerent excommunicationis autori-
tate officialis; apparet manifestè quod etiam est*

F v

souffignés Docteurs-Régens en la Faculté de Médecine de Paris, fur les inftantes & fages repréfentations d'un grand nombre de perfonnes, fçavoir Religieux, Clercs, Ecoliers & autres Citoyens de Paris, voulant remédier à tant de fcandales, de fautes & de meurtres, nous avons renouvellé & nous renouvellons dans la manière fuivante, fur nos fermens, cet ancien Statut, fait depuis long-temps & autorifé par les Lettres de l'Officialité & des Juftices Royales. Ainfi fous peine portée par les Lettres de l'Official, & par les Arrêts & Sentences de la Juftice du Roi, & encore fous les peines prononcées par la Juftice féculière & Eccléfiaftique, nous défendons à tout Juif ou Juive

periculum non modicum Parifius habitantium, nec non etiam vertitur in dedecus & in gravem infamiam omnium in Meditinâ peritorum ; idcircò nos Doctores in Facultate Medicina Parifius Regentes, ad devotas & pias fupplicationes quamplurimorum videlicet Religioforum, Clericorum, Scholarium, nec non multorum civium Parifienfium, tot erroribus, periculis & fcandalis occurrere volentes, quoddam Statutum noftrum dudum factum per prædictas Litteras Officialis videlicet & etiam Regalium vallatum feu etiam confirmatum, nomine Facultatis per juramenta noftra d'exercer la Médecine ou la Chirurgie en faveur d'aucune personne de la Religion Catholique].

Il est bon d'observer que ce premier article du Réglement ou Statut de la Faculté de Médecine, est fondé sur les anciens usages & les Loix du Royaume, & encore sur l'article LXIX, du Concile de Toulouse, tenu en 1229, qui porte positivement (*l*) que tous Chrétiens qui auront recours aux Juifs dans leurs maladies, seront excommuniés.

Le Concile de Béfiers, en 1246, art. XLIII, excommunie de même (*m*) les Chrétiens malades, qui accorderoient leur confiance aux Juifs. Enfin

confirmamus in hunc modum, inhibentes videlicet sub pœnâ in præfatis Litteris Officialis Parisiensis & Regalium contentâ, nec non etiam sub omni pœnâ ab utrâque justitiâ tam seculari quàm Ecclesiasticâ concedendâ, ne aliquis judæus vel judæa in aliquam personam fidei Catholica, Cyrurgicè seu Medicinaliter operam præsumat.

(*l*) *Excommunicentur Christiani qui se Judæis commiserunt causâ Medicinæ curæ.*

(*m*) *Excommunicentur Christiani qui in infirmitate positi causâ Medicinæ se committunt curæ Judæorum.*

F vj

ces deux Loix ont été confirmées en
1337, par le Concile d'Avignon.

[Plus, (*n*) ceux qui n'ont que l'o-
pération de la main, faisant ou possé-
dant certaines préparations ou confe-
ctions dont ils ignorent absolument la
cause & l'effet, la manière de s'en servir dans les maladies en général &
dans les cas différens & particuliers,
connoissances réservées principalement aux Médecins expérimentés ;
ces artistes mettant néanmoins hardiment leur faulx dans la moisson d'au-
trui, au grand scandale public, se mê-
lant de traiter toute sorte de maladies,
ainsi que nous l'assurent gens dignes de
foi & encourant la peine d'excommunication & du parjure, c'est pourquoi
nous faisons défenses très-fortes à tout

(*n*) *Item cùm quidam manualiter operantes
aliquas confectiones agant seu etiam habeant,
earum tamen causam & rationem penitus ignorant, quin etiam modum administrandi & as-
pectum quas habent Medicinæ ad morbum &
maximè respectu particularium omnium nesciunt,
cum ista potissimè periti Medici industria reser-
ventur, isti tamen manuales artifices falcem
suam in alienam messem ponentes, quibuscumque
curis ut per fide dignorum testimonium nobis
constat, temerè & in publicum scandalum se mis-
cent, in hoc etiam parjurium & excommunica-*

Chirurgien ou Sage-Femme, Apoticaire ou Apoticareffe, Herbier ou Herbière, de paffer les bornes de leur
métier, publiquement ou en cachette
de quelque façon que ce foit contre
leur ferment ; ainfi que le Chirurgien
ne fe mêle que de l'opération de la
main, comme elle le regarde ; que
l'Apoticaire & l'Herborifte ne s'occu-
pent que de faire leurs compofitions,
& s'en rapportent fur la manière de les
employer, aux Maîtres en Médecine
feulement, ou à ceux qui en ont le
droit : & afin qu'à l'avenir il ne puiffe
y avoir d'erreur, nous ordonnons
que les Apothicaires & Herboriftes
feront avertis par notre Doyen ou
par un billet figné de lui, de ce qui
a été ftatué, & de ce qui pourra l'être

*tionis Sententiam incurrentes ; idcirco firmiter
inhibemus ne aliquis Cyrurgicus feu Cyrurgica,
Apothecarius feu Apothecaria, Herbarius feu
Herbaria, per juramenta fua, limites feu metas
fui artificii clam vel palàm feu qualitercumque
excedere præfumat. Ita quod Cyrurgicus fe nulla-
tenus intromittat, nifi de manuali practicâ &
ut ad ipfum pertinet. Apothecarius autem feu
Herbarius nifi folum de confectione fuâ, & de
adminiftratione folum Magiftris in Medicinâ
facienda vel de quorum Licentiâ conftiterit Fa-
cultati & ne error poffit deinde contingere, or-*

à l'avenir fur autre cas femblables, & fur lefquels il pourroit s'élever quelque doute. Nous excluons cependant de notre dit Statut, ceux qui ne pratiquent point à Paris ou dans les environs, ou qui n'y contractent point de demeure, auxquels on ajoutera foi fur leur ferment.

De plus, (*o*) aucun des fufdits Chirurgiens, Apothicaire, ou Herbier ne vifitera aucun malade pour donner ou confeiller un reméde altérant, laxatif, ou tout autre qu'il appartient au Médecin d'ordonner, à moins, qu'ainfi qu'il eft dit ci - deffus, les remédes n'ayent été confeillés par un Maître en Médecine; & nous leur enjoignons, le tout fur leur ferment, fous les peines ci - deffus, & même fous peine d'être privés

dinamus quod Apothecarius five herbarius per Decanum noftrum vel per figillum fuper iis, nec non etiam fuper aliis dubiis, fi quæ contigerint, certificetur decretum Facultatis, excludentes tamen à dicto Statuto illos qui Parifius vel prope non practicant : Nec etiam contrahunt manfionem, quibus credatur per fuum juramentum.

(o) Item nullus prædictorum aliquem vifitet infirmum ut ei aliquod alterativum medicamentum feu laxativum aut quodcumque aliud, quod ad medicum pertineat, fubminiftret, nec adminiftrare

de tout service & bons offices que nous pourrions leur rendre pour leur conduite particulière. Nous leur enjoignons encore de ne donner à qui que ce soit aucun reméde sans la préfence d'un Médecin, excepté les remédes vulgaires, tels que sucre rosat, eau rose, &c. leur défendant de donner des remédes dans les cas où l'habileté du Médecin seroit nécessaire.

Et comme (*p*) il en est plusieurs qui tout à la fois voudroient apprendre & mettre en pratique, ce qui est un très-grand inconvénient, puisque leur faute paroissant médiocre dans le principe, peut devenir grave dans la consé-

consulat vel procuret, nisi per Magistrum in Medicinâ, prout superiùs est expressum & hac eis per juramenta sua injungimus & sub pœnâ prædictâ & modo quo supra dictum est, nec non etiam sub privatione omnimodâ administrationis nostra; sub iisdem pœnis etiam iisdem præcipimus ne aliquis eorum sanis hominibus aliquam prædictarum medicinarum sine Magistri præsentiâ administrare præsumat, exceptis illis quæ communiter vendi solent, cujusmodi sunt facthara rosata, dragia-communis, aqua rosacea & similia, excludendo eis omnem viam & modum administrandi in quibus peritia Medici fuerit requirenda.

(p) Et quoniam nonnulli sunt qui simul quærunt

quence, nous défendons aussi sous les
peines susdites, & spécialement sous
la privation de tout degré, obtenu
ou à obtenir dans la Faculté, à tous
& chacun des Ecoliers de donner à
aucune personne malade ou non, aucun reméde altérant, purgatif & confortatif, sans la présence d'un Maître
en Médecine ; nous leur défendons
encore de faire plus d'une visite à un
malade, s'ils ne sont accompagnés d'un
Docteur qui les dirige & leur appren-
ne à se conduire ; & dans le cas où
un Etudiant auroit connoissance de
quelqu'un qui agiroit contre le susdit
Statut, en vertu de son serment il le

scientiam & modum sciendi, quod est inconve-
niens maximum, cùm eorum error etiam in
principio modicus, maximus sit in fine, idcir-
cò sub pænis præfatis & specialiter sub privatio-
ne cujuscumque promotiònis in Facultate Me-
dicinæ habita & habenda, universis Scholaribus
& etiam singulis inhibemus firmiter, ne aliquis
eorum sano seu etiam infirmo aliquòd medica-
men confortativum, alterativum seu etiam la-
xativum, sine alicujus Magistri in Medicinâ
præsentiâ subministret, nec etiam exceptâ pri-
mâ vice visitet, nisi secum adfuerit Magister
aliquis, qui ipsum dirigat & modum operis
ostendat, & si aliquem contra prædictum Statu-
tum noverit operantem, per juramentum suum

dénoncera en ſécret à notre Doyen ou a quelqu'un des Maîtres actuellement Régent , & le contrevenant ſera découvert ſans que le délateur ſoit nommé].

Ainſi dès le commencement du treiziéme ſiécle , la Faculté de Médecine étoit dans le droit & dans l'uſage , comme partie publique , de faire prêter ſerment aux Apothicaires , aux Herboriſtes & aux Chirurgiens , *quoddam Statutum noſtrum dudum factum confirmamus in hunc modum.* Ce Statut, pour avoir force de loi , étoit muni & revêtu d'une autorité ſuffiſante , *per prædictas Litteras Officialis & Regalium vallatum;* c'eſt-à-dire que ce Statut étoit enregiſtré à l'Officialité & à toutes les Juriſdictions Royales. Il y avoit des peines infligées aux contrevenants par l'une & l'autre Juſtice , *ſub omni pœnâ ab utrâque Juſtitiâ tam ſeculari quàm Eccleſiaſticâ concedendâ.*

Il y eſt auſſi queſtion de la peine du parjure , *perjurium incurrentes* , ce qui prouve que les Apothicaires , Herboriſtes & Chirurgiens prêtoient ſerment

____

Decano noſtro vel ſaltem alicui Magiſtro actu Regenti ſecretè revelabit & ille revelabitur celando perſonam revelantem.

entre les mains du Doyen, ou en préfence de toute la Faculté ; & on verra par la fuite, qu'à la première requifition faite par le Doyen, & au nom de fa Faculté, ils venoient renouveller leur ferment. Cette fupériorité, ce droit de faire prêter ferment, étoit fondé fur le droit naturel, fur l'effence de la chofe même. La Pharmacie & la Chirurgie étant parties miniftrantes de la Médecine, ceux qui les exercent font réputés foumis & fubordonnés au corps de la Médecine, repréfenté par la Faculté. Quant au ferment, dans tout Royaume policé, nul n'en eft exempt. Le Roi, le jour de fon facre prête ferment à la face des Autels à Dieu même, en préfence de fes Miniftres ; les Grands & les Evêques prêtent ferment entre les mains du Roi, & enfin tout le refte de l'Etat entre les mains de ceux qui font chargés de le recevoir. Comment les Chirurgiens ont-ils pû réuffir de nos jours à s'affranchir de cette preftation de ferment, après une poffeffion fi ancienne de la part des Médecins, & après les preuves les plus authentiques de fa néceffité ?

Si Frédéric Barberousse , en 1155 , dans le nombre des Réglements faits en faveur de l'Université de Salerne , en fit un particulier qui ordonnoit que nul Chirurgien ne seroit admis à la Maîtrise sans une attestation du Professeur Médecin , cette loi étoit fondée sans doute sur un usage antérieur , usage suivi depuis & observé avec exactitude. Il vient d'être prouvé par le Satut de 1271 , qu'à Paris la Faculté de Médecine , à peine formée en corps , avoit la supériorité sur les Chirurgiens lettrés ou non lettrés , & qu'ils lui prêtoient serment. On verra par la suite que les Chirurgiens qui se qualifioient *Chirurgiens de robe longue* , s'avouoient écoliers & enfans de la Faculté , & en cette qualité seulement ils étoient cliens de l'Université. Aussi lorsque les Chirurgiens Barbiers , *Tonsores* , qui n'avoient pour patrimoine que la petite Chirurgie , purent profiter des brouilleries & divisions survenues , entre les Chirurgiens (*Plagarios*) & la Faculté de Médecine, ils ne manquèrent pas d'employer toute sorte de moyens pour être aussi écoliers de la Faculté ; ils s'y obligèrent même par des Actes paſſés pardevant Notaires. On verra en 1505, qu'en vertu d'un premier Concordat, la Faculté de Médecine voulut bien donner des Profeſſeurs aux Barbiers. En cela elle ne travailloit que pour le bien public ; la ſuite l'a ſuffiſamment prouvé; les Chirurgiens de robe longue ayant été anéantis, les Barbiers leur furent ſubſtitués & les Chirurgiens de nos jours ne ſont que leurs deſcendans.

Au reſte la Faculté de Médecine, en 1352, 1353 & 1390 fit confirmer & même renouveller en tant que beſoin fut, ces Statuts & Priviléges, par le Roi Jean & le Roi Charles VI. On peut conſulter du Boullay, *Tom. IV*, *folio* 992, où ſont écrits en entier l'Edit du Roi Jean, en Latin, & celui de Charles VI, en François.

Anciennement les Statuts dont nous avons fait mention, ainſi que les Chartes, Priviléges, Actes Capitulaires, Titres & autres monuments publics & particuliers, s'écrivoient ſur des feuilles volantes, principalement faites de parchemin, le papier de Chiffon dont nous nous ſervons à préſent n'ayant eu cours que dans le XIIe ſié-

cle au plutôt. On muniſſoit ces feuilles des ſignatures des perſonnes con-
tractantes, des Notaires Apoſtoliques,
& des Sceaux des Compagnies. Ces
Sceaux qui prouvoient une autorité,
une Juriſdiction ne furent accordés
que peu à peu, d'abord à l'Univerſité,
au Recteur, aux Facultés & aux Nations. Mais on n'avoit point de Regiſtres en forme de recueil rédigé, où
tous ces Statuts fuſſent écrits, où l'on
conſtatât les faits Hiſtoriques, où l'on
tint état de la recette & de la dépen-
ſe, année par année, où l'on écrivît
l'ordre des Licences, l'objet des déli-
bérations, le ſujet des aſſemblées, &c.
Ce ne fut qu'en 1350, que ſous le
Décanat d'Adam de Francheville,
de Francovillâ, la Faculté de Médecine ſentit qu'il étoit *impoſſible de ſe ſou-
venir d'une multitude de choſes toutes en
confuſion ; qu'il étoit même dangereux
pour le repos de ſa conſcience, de promettre ſous ſerment d'obſerver ce qu'on étoit
fort expoſé à oublier.* Tout conſidéré,
tant pour eux que pour leurs ſuccef-
ſeurs, les Maîtres aſſemblés furent
d'avis de ce qui ſuit, ſous la réſerve
néanmoins pour eux & leurs ſuccef-

seurs de pouvoir changer, diminuer, ou augmenter ainsi qu'il paroîtroit convenable à l'honneur, au progrès & à l'avantage de la Médecine, excepté sur ce qui regarde le temps d'étude, les disputes ou théses, les leçons & les cours nécessaires pour parvenir au Baccalaureat, à la Licence & à la Maîtrise. On lit à la tête de ces Statuts : *Hæc sunt Statuta Facultatis Medicinæ Parisius ex Statutis antiquis collecta breviter & correcta, tempore Magistri Adæ de Francovillâ Decani dictæ Facultatis, anno Domini 1350 die 14ª mensis Octobris*, &c. Le préambule porte ces mots que nous copions pour faire connoître le génie & le style du siécle. *Quoniam multitudo est causa confusionis, memoriæ verò nequit faciliter commendari quod sub nube confusionis continetur & cùm periculum est animæ aliquid sub juramenti assertione promittere & illud non servare, idcircò nos actu Regentes Parisius, &c. de præcepto Magistri Adæ de Francovillâ ad hoc vocati*, &c.

DE LA RÉGENCE DES MAITRES.

Nul ne pourra être réputé Maitre s'il n'enseigne sans interruption le temps ordonné (*q*) à moins, qu'il n'en soit légitimement excusé ou exempté.

Plus, lorsque quelqu'un qui aura cessé de donner leçon voudra les recommencer, il jurera de bonne foi entre les mains du Doyen, qu'il entend ne les plus interrompre.

Enfin il ne sera réputé Regent que lorsqu'il disputera à son tour, (c'est-à-dire présider) & lorsqu'il aura été reçu suivant la forme prescrite par les Statuts.

D U D O Y E N.

Le Doyen sera le chef de la Faculté, le Maître de l'école, & marquera les cours qui doivent se faire depuis la Ste Croix jusqu'à la Saint Denis.

Il sera élû tous les ans le premier Samedi d'après la Toussaint (ce qui s'observe encore aujourd'hui).

Il sera Doyen pendant un an seulement ; cette place ne se donnera, ni par raison d'antiquité ou autre raison semblable, mais seulement à celui qui

(*q*) C'est principalement à ce Statut très-ancien & commun à toutes les Compagnies de l'Université que celle-ci a dû sa plus grande célébrité. Nul n'étoit Maître s'il n'enseignoit au moins deux ans. Qu'il y auroit de sagesse à le renouveller !

aura la pluralité des suffrages des quatre Electeurs, choisis dans les quatre Nations (ainsi le Doyen de la Faculté de Médecine s'élisoit comme le Récteur de l'Université). Si cependant au jour & à l'heure marqués pour l'élection, il manquoit un suppot d'une Nation, les trois autres seroient les Maîtres du choix. Si il n'y avoit de Maître à l'assemblée que de deux Nations ou même d'une seule, alors les Maîtres présens prendroient le parti qui leur paroîtroit le plus convenable.

Les Electeurs jureront qu'ils n'éliront pour Doyen que celui qui leur paroîtra le plus capable de l'être.

On fera prêter serment au Doyen de n'en substituer un autre à sa place que pour quinze jours seulement ; que dans le cas où il seroit trois mois absent hors de Paris, il seroit obligé de faire agréer son substitut à la Faculté & de lui remettre les effets de la Compagnie, ou caution pour en répondre ; que le Substitut ou Vice-gérent assembleroit les Maîtres au bout de la première quinzaine pour rendre compte des affaires du Collége ; & que dans le cas ou il manqueroit à ce devoir

les

les Maîtres s'affembleroient, & qu'a-
lors ils procéderoient à l'élection du
fubftitut avec les mêmes formalités
qu'à celle du Doyen.

Que le Doyen ou fon fubftitut
rendroient leur compte avant la Fête
des Apôtres S. Pierre & S. Paul, &
que ceux qui auroient les Regiftres,
Papyros, (r) feroient préfens au
compte, afin qu'il y fût infcript.

Le Doyen élû jurera de faire fidèlement la charge pendant fon année ; d'affifter aux affemblées générales & communes de l'Univerfité, ou
d'y mettre un fubftitut.

Qu'avant de fe charger des affaires de la Faculté il donnera bonne
& fuffifante caution, en bien-meubles
ou immeubles dans le Royaume de
France ; qu'il s'engagera à pourfuivre
fans ménagement les Empiriques &
autres gens exerçant la Médecine fans
titre.

Qu'il ne fera point d'affemblée de
quelques Maîtres en particulier & clan-

(r) Il y avoit donc des Regiftres dès avant
1350, quoiqu'aujourd'hui nous n'en poffédions
que depuis 1395 , & ce de fuite , fans interruption jufqu'à préfent.

G

deſtinement, mais appellera toute la Faculté.

Qu'il rapportera fidèlement dans les aſſemblées, & ſans rien altérer, ce qui lui aura été dit ſur le mérite des Ecoliers & des Bacheliers, par les Examinateurs.

Qu'il conſervera avec ſoin le Livre des Statuts, & qu'il n'y changera ou ajoutera rien, ſans le conſentement des Maîtres légitimement aſſemblés; enfin que, le temps de ſon Décanat fini, il rendra ſes comptes dans la quinzaine, en préſence de la Faculté, & remettra à ſon ſucceſſeur tous les effets dont il ſera en poſſeſſion, ou donnera caution.

DES EXAMINATEURS.

Les Examinateurs ſeront choiſis trois fois l'année, à Pâques juſqu'aux vacances, le premier Samedi d'après la Ste Croix, & le troiſiéme Samedi avant Noël.

On choiſira deux Anciens & deux Jeunes, qui jureront d'élire pour Examinateurs ceux qu'ils croiront les plus capables, ſans diſtinction de Nation ou de perſonne, & qu'ils n'en choifiront aucun d'entre les Electeurs.

Les Examinateurs choifis prêteront ferment de s'acquitter avec exactitude de leur charge tant qu'elle durera.

Item, Qu'ils n'admettront à l'examen que ceux qu'ils fçauront s'être préfentés à la Faculté & avoir été agréés par elle pour l'examen. Et ils auront foin de n'admettre aucun de ceux qui auroient déja été examinés ou refufés par leurs prédéceffeurs.

Item , Qu'ils s'affembleront pour l'examen chez le plus ancien d'entreeux ; que dans le cas où un des quatre manqueroit , les trois autres examineroient ; mais que dans le cas où il en manqueroit deux , on en choifiroit deux autres , ou du moins un à la manière accoutumée.

Item , Qu'ils examineront fur la Théorie & la Pratique pendant plufieurs jours ; qu'ils feront faire une leçon fur un point qu'ils choifiront & argumenteront contre la réponfe jufqu'à ce qu'ils foient contens du répondant.

Item, Qu'ils feront leurs rapports fidèlement au Doyen , fur ceux qu'ils auront interrogés , & que le Doyen en rendra compte à la Faculté, qui les admettra ou les refusera.

Enfin, pour être admis, des quatre suffrages, il en faudra trois favorables (ſ).

DES ECOLIERS
Aspirans au Baccalauréat.

Les Ecoliers jureront d'abord avant d'être admis à l'examen, que si quelqu'un d'entre-eux est renvoyé, il ne fera ni fera faire aucun mal ou dommage à ceux qui l'auront examiné ou refusé.

Item, Qu'ils ont été admis par la Faculté.

Item, Qu'ils n'ont point été refusés par les Examinateurs précédens.

Item, Qu'ils ont suivi les leçons ordinaires & les cours pendant trente-six mois, s'ils sont Licentiés ou Maîtres ès-Arts, ou pendant quarante-huit mois s'ils ne le sont pas. Enfin qu'ils ont étudié pendant le double de ce temps s'ils sont d'une Université étrangère, *in alio studio generali.*

(ſ) Il seroit à souhaiter que ce Statut fût encore en vigueur, & que tous les Docteurs ne fussent point admis à donner leur voix, principalement dans le premier examen.

Et dans le cas où on voulût leur faire quelque grace on comptera toujours les mois de trente jours , & neuf mois & demi dans l'année totale.

Item , Ils ne compteront point comme temps d'étude un temps qu'ils auroient employé le matin dans une autre Faculté , ni le temps des vacances , compris depuis la S. Pierre & la S. Paul jusqu'à la rentrée , ni les jours de congé marqués par l'Université.

DES BACHELIERS.

Les Bacheliers admis à faire leurs cours , jureront de payer au Doyen quatre bourses & une au Bedeau. S'ils mettent dans chaque bourse deux sols, ils donneront au Bedeau six deniers. Si la bourse est plus forte , ils donneront douze deniers.

Ils jureront de garder les secrets , les Statuts , les usages de la Faculté , autant qu'il sera en leur pouvoir , & de lui porter respect en quelqu'état qu'ils parviennent.

Qu'ils aideront la Faculté autant qu'ils le pourront , contre ceux qui voudroient violer ses Statuts , toutes les fois qu'ils en seront requis , & notament contre ceux qui pratiquent sans droit & sans être autorisés.

Qu'ils ne sont point mariés & qu'ils n'exercent point la Chirurgie manuelle.

Qu'ils assisteront aux Messes que fait dire la Faculté, avant la fin de l'Epitre, toutes les Fêtes de Vierge, de Saint Nicolas, de Ste Catherine, aux Vigiles des Morts, avant la fin de la première Leçon, aux Messes pour le repos de l'ame des Docteurs défunts & à leur enterrement, sous peine de six deniers d'amende, ainsi que les Samedis, depuis la S. Denis jusqu'à la veille des Apôtres Saint Pierre & Saint Paul, sous peine de quatre deniers d'amende. La dite amende sera payée dans la semaine ; & dans le cas où elle ne le seroit pas, elle augmenteroit de semaine en semaine de deux deniers jusqu'à ce qu'elle fut payée.

Item, Qu'ils soutiendront deux Théses dans les écoles des Maîtres, ou au moins une fois une Thése publique.

Item, Qu'ils ne liront dans les écoles des Maîtres que des Livres de Médecine, excepté seulement le Livre des Animaux, & le quatriéme Livre des Météores. On entroit ici dans le détail des Livres, permis par la Faculté, ainsi que nous l'avons inséré plus haut.

Ils jureront de plus, qu'ils assisteront à toutes les disputes, depuis le commencement de l'année ordinaire (Académique) jusqu'au Carême ; enfin qu'ils se comporteront dans les disputes avec douceur & tranquillité, ainsi qu'il a été statué par la Faculté.

Cet article rappelle un Statut fait sous le Décanat de Hugues le Sage (t) (*Hugo Sapientis*) par lequel il étoit décidé que l'on ne disputeroit jamais sans en avoir demandé la permission au Président ; qu'il ne seroit point permis dans la dispute de changer d'argument, mais que les Disputans monteroient par degrés de proposition en proposition, afin que la vérité fût davantage éclaircie, & que la tranquillité de l'Ecole ne fût point troublée. Il étoit défendu d'interrompre

____

(t) Jusqu'à l'an 1330, l'Ancien de la Faculté étoit le Doyen, Hugues le Sage a été le premier Doyen d'élection, & cette élection se faisoit à l'instar de celle des Recteurs, par quatre Maîtres choisis dans les quatre Nations qui formoient la Faculté.

G iv

le Difputant. Les Bacheliers & les Maîtres étoient également aftreints à cette
loi qui fubfifte encore par une efpéce
de tradition, quoiqu'il n'en foit fait
nulle mention dans les Statuts actuels.
Ce Statut fait en 1330, figné du
Doyen & muni du grand Sceau de
la Faculté, fut fait en préfence de Jacques *de Cantamarâ*, Jean *de Cormarâ*,
Guillaume *de Lofanâ*, Théobalde *de
Lanis*, Jean *de Atrio*, Barthelemi *de
Brixiâ*, &c.

Ce Statut ainfi que ceux dont nous
fommes maintenant occupés, fe trouvent écrits en entier dans le Livre des
Statuts que chaque Doyen donne à
fon fucceffeur, lorfqu'il lui fait prêter
ferment.

DES LICENCIÉS.

Les Bacheliers, avant d'être préfentés au Chancelier, jureront en préfence de tous les Maîtres convoqués
ad hoc, qu'ils ont pris des leçons fur
la Médecine à Paris fans difcontinua-
tion, cinquante-fix mois s'ils font Licentiés ès-Arts, ou pendant foixante-
huit s'ils ne le font pas (*u*); & ils prou-

(*u*) On voit par ce Statut que l'intervalle

veront ce qu'on leur demande par des attestations scellées du Sceau du Doyen.

Item, Qu'ils choisiront de bonne-foi, sans fraude, sans intrigue & sans cabale, un Maître d'entre les Régens, sous lequel ils recevront la Licence & la Maîtrise six mois après, lorsque leur rang sera venu & que la Faculté le requerrera, sous la condition cependant qu'ils auront trouvé facilement un Maître, c'est-à-dire un Président.

Item, Qu'ils auront fait quatre cours au moins sur la Médecine, avec la quantité de leçons marquée ci-dessus, dont deux seront commentées, trois de Théorie & un de Pratique, en ne comptant pas pour un cours une seule partie de Livres, par exemple le 7ᵉ du Livre d'Isaac, intitulé *Viaticum*, ou le 5ᵉ des Fiévres, mais un Livre entier. Cependant si deux Livres étoient unis ensemble : sçavoir, par exemple le Livre de Philarette sur le pouls, & celui de Théophile sur les

du Baccalauréat à la Licence, étoit compté pour un temps d'étude, à cause des cours que les Bacheliers donnoient.

G v

urines, celui de Gilles de Corbeille du Pouls, & celui du même sur les urines, il faudroit les séparer.

Item, Qu'ils auront suivi dans la Pratique un des Maîtres pendant deux Etés à Paris, ou qu'ils auront pratiqué seuls deux années hors de Paris.

Item, Que lorsqu'ils auront reçu la Licence à Paris, jamais ils n'iront dans une autre Université subir d'examen pour la recevoir de nouveau.

Item, Que dans le cas où ils recevroient la Licence seuls & avant le temps ordinaire, ils payeroient néanmoins les trois bourses au Doyen & les quinze sols au Bedeau, ou lorsqu'ils le pourront, s'ils protestent n'être pas en état de les payer pour le présent, & qu'ils payeront lorsqu'ils entreront dans la Compagnie.

DES RÉGENS.

Ceux qui voudront être reçus Maîtres & être réputés Régens, formant le Collége, jureront 1°. de payer en commençant une bourse au Doyen & au moins cinq sols Parisis au Bedeau.

Item, Qu'ils ne donneront leurs leçons qu'en robe, *in cappâ rotundâ*, *novâ, honeſtâ, propriâ, non commo-datâ, de panno bono, novo, de brunet-tâ violaceâ*, ſemblable à celle des au-tres Maîtres, afin qu'il n'y ait aucune différence entre-eux.

Ils liront ordinairement avec cet habit, ainſi qu'ils diſputeront, aſſiſte-ront aux réceptions, aux Meſſes, Vigiles, Obſéques & enterrement des Maîtres de la Faculté, ſous peine d'a-mende, ainſi qu'aux Proceſſions de l'Univerſité.

Item, Ils donneront des bonnets & des gants à ceux qui aſſiſteront à leur réception.

Item, Dans les aſſemblées de la Fa-culté & de l'Univerſité, ils feront tout ce qui leur ſera enjoint de faire.

Item, Dans le cas où ils ſeroient Régens l'année qui ſuivra leur récep-tion, ils Préſideront (*Diſputabunt*) à la première Thèſe après la Touſſaint, & dans toute cette première année, ils ne poſſéderont aucune charge dans la Faculté.

Item, Tant qu'ils ſeront Régens ils préſideront à leur tour, (*Diſputabunt*, terme uſité encore actuellement).

Item, Ils ne feront grace à perſonne sur le temps des leçons, ou d'étude.

Item, Ils ne préſenteront aucun Bachelier au Chancelier, s'ils ne le connoiſſent digne de la Licence. Ils répondront en leur nom de ceux qu'ils préſenteront, ne demanderont grace pour qui que ce ſoit, Bacheliers ou Licenciés, & ne prêteront leur aſſiſtance à perſonne ; enfin ils jureront de n'examiner aucun Bachelier, ſi ce n'eſt dans l'école de l'un des Maîtres ; & qu'à l'égard des Licenciés ils les examineront ſur la Théorie & la Pratique *in anno Jubilæo*, c'eſt-à-dire ſeulement la ſeconde année. Cette année s'appelloit ſans doute *année Jubilé*, parce que c'étoit l'année de réception.

Ils jureront encore qu'ils n'examineront jamais que trois ou quatre Candidats à la fois, & qu'à cet examen, il n'entrera qu'un ou deux Maîtres.

STATUTS

Qui doivent ſe lire trois fois l'an, dans les Ecoles des Maîtres, au commencement & à la fin de l'année Académique, & lorſqu'on commence les Leçons après Noel.

Tout Ecolier qui aura des atteſtations les fera ſceller par le Doyen à la

fin de chaque année , sans quoi elles
seront nulles, si ce n'est la faute du
Professeur ou du Doyen , ce qui sera
prouvé par serment.

Tout Ecolier ou Maître qui prendra des leçons le matin dans une autre Faculté , ne pourra acquérir temps d'étude dans la Faculté de Médecine.

Avant qu'un écolier puisse être admis à subir l'examen & à entrer au cours, il faut d'abord qu'il soit éprouvé en présence de tous les Maîtres assemblés ;. & alors, s'il est jugé capable , on l'admettra à l'examen (x).

Il prouvera cependant par attestations des Maîtres & des Bacheliers, scellées du Sceau du Doyen , le temps qu'il aura étudié & suivi les cours ; il faut trente-six mois à qui est Licencié ès-Arts, & quarante-huit à qui ne l'est pas , ainsi qu'il a déja été dit plusieurs fois.

Si quelqu'un a étudié dans une autre Faculté de Médecine , son temps d'étude ne lui sera compté que pour

(x) Il est étonnant qu'un Statut aussi sage ne soit plus observé.

la moitié du temps ordinaire ; encore faudra-t-il que perſonne ne réclame, & il faudra qu'il étudie au moins un an à Paris, & ſur ce Statut nous nous ôtons tout pouvoir d'en diſpenſer à l'avenir.

Aucun Bachelier, ou étudiant, ne donnera dans la Ville ou les Faux-Bourgs aucun reméde altérant ou laxatif, ni même confortatif. Il ne viſitera aucun malade plus d'une fois, s'il n'eſt accompagné d'un des Maîtres; autrement on le privera de tout droit qu'il pourroit acquérir par la ſuite dans la Faculté. Il doit cependant pratiquer avant d'être reçû Maître, pendant deux ans aux environs de Paris, ou deux Etés à Paris, *cum Magiſtro*.

DU BEDEAU.

Le Bedeau avoit auſſi ſon ſerment, qui eſt entièrement le même que celui qu'on lui fait prêter encore aujourd'hui, honneur, reſpect, obéiſſance au Doyen & aux Maîtres *in Licitis & Honeſtis*, aſſiſtance entière aux Théſes ou diſputes, aux Meſſes, Vigiles assemblées de l'Université & de la Faculté, &c.

Il juroit de lire trois fois l'an dans les écoles des Maîtres, les Statuts qui regardoient les écoliers. Toutes les fois qu'il vouloit s'absenter ou quitter le service, il étoit obligé d'en demander la permission au Doyen ; défense à lui d'annoncer aucun cours des Bacheliers, s'il n'en avoit vû la permission scellée du Sceau du Doyen, & munie du Sceau des quatre Nations, ou au moins de trois. Il sera mis à l'amende de cinq sols toutes les fois qu'il manquera à quelqu'un des articles ci-dessus, & le Doyen en sera crû sur sa parole.

Suivent encore, dans le Livre des Décrets que chaque Doyen remet à son successeur, plusieurs autres Statuts faits en différens temps, & successivement à mesure qu'ils ont paru nécessaires aux Maîtres - Régens qui composoient le Collége de Médecine.

Aucun Maître, par exemple, y est-il dit, ne fera de cours le matin, parce que le matin est destiné aux leçons. Jamais il ne terminera ses leçons en

maniére de cours. Quinze jours avant
& après la Sainte Croix les cours ce-
fferont.

Nulle Thèfe la veille d'une grande
Fête, ni le jour qu'on reprendra les
leçons.

Toute Thèfe fera nulle fi elle n'a
été annoncée par le Bedeau.

Le dernier reçu pourvoira des Chan-
tres à la grande Meffe.

Lorfqu'on ira prendre le grand Sceau
qui eft dans le coffre, il faudra au
moins quatre Maîtres. (Ce coffre exifte
encore, avec les quatre clefs des quatre Nations, outre celle du Doyen).

Tout homme qui pratiquera la Médecine fans droit, ne doit jamais être
admis dans l'école d'aucun des Maîtres, ni même être regardé comme
écolier.

L'argent de la bourfe commune fera
diftribué aux affiftances des Meffes,
& ainfi que les Maîtres le jugeront
à propos.

Un jour de congé général, perfonne ne donnera leçon.

Tout homme marié, tant que fa
femme vivra, ne fera point Régent.

Depuis la Touffaint jufqu'au Carême , il n'y aura point de leçon les jours de difpute.

Tout homme convaincu d'avoir manqué à fon ferment fera chaffé , fut-il Licencié.

Les Vacances dureront depuis la veille de la Fête des Apôtres S. Pierre & S. Paul , jufqu'au fur-lendemain de l'Exaltation de Sainte Croix.

Depuis la veille de Noel jufqu'au fur-lendemain des Rois, depuis le Lundi d'avant le Carême jufqu'au fur-lendemain des Brandons (du Mardi-gras), depuis la veille des Rameaux jufqu'au lendemain de Quafimodo, il n'y avoit point de leçon.

Tout Juif ou Juive ne pratiquera point la Médecine à Paris.

Tout Chirurgien ou Chirurgienne , *Cyrurgicus aut Cyrurgica*) Apothicaire ou Apothicareffe , Herbier où Herbière , ne pafferont pas les bornes de leur métier.

On voit que la plûpart des Statuts & ufages , ne font que des répétitions des anciens Statuts faits à la fin du XIIIe fiécle.

Il étoit encore défendu expreffément , de donner aucun certificat de

capacité aux Médecins qui prátiquoient
fans droit , devant l'Evêque , l'Official , l'Archidiacre ou tel autre quelconque. Et ces Statuts devoient être
lûs & renouvellés le jour de la Purifi-
cation.

L'année 1359 , le Mardi d'après la
Touffaint , les Médecins affemblés aux
Mathurins, Maître Gervais Vany, alors
Doyen, expofa à la Faculté que lorfque les Bacheliers étoient dans leur
année de Jubilé (année de Licence)
la plûpart des Maîtres éloignés de la
Ville de Paris , revenoient promptement , reprenoient leurs leçons furtivement , non pour l'honneur de la
Faculté ou pour être utile aux écoliers , mais pour être choifis par les
Licenciés pour les préfenter à la Licence , & puis incontinent après
s'en retournoient chez-eux ; ce
confidéré , pour obvier à de pareils
inconvéniens , fupercheries ou parju-
res , voulant d'ailleurs que ceux qui
portent le fardeau de la Faculté , en
feignant , lifant , difputant , reçuffent
auffi les émolumens de l'école , les
Maîtres préfens furent d'avis , & pour
l'avenir ordonnèrent qu'aucun Maî-

tre ne prît un Bachelier , ni le Bachelier choisît un Maître , ſi dans l'année du Jubilé ce Maître n'a pas lû au moins ſix ſemaines avant Noel , ſuivant les Statuts ; ſi de plus , ledit Maître n'a pas été l'année précédente habitant de la Ville au moins un mois , enfin s'il n'a pas diſputé à ſon tour , à moins qu'il n'en eût une diſpenſe légitime & bien connue , telles que priſon , maladie , &c. ce dont la Faculté jugera, ſans qu'il puiſſe en appeller ailleurs.

Il fut encore ordonné dans cette aſſemblée que dans le cas où un Bachelier ſeroit hors d'état de payer les frais ordinaires, & de donner à ſon Maître ou Préſident les préſens accoutumés (*veſtes*) il en ſera crû ſur ſon propre ſerment. Il pourra choiſir alors qui il voudra malgré le Statut contraire , ainſi que celui qui voudra choiſir un de ſes parens pour lui préſider, tant le Maître que le Bachelier, en ſeront crus ſur leur ſerment à l'égard de cette parenté.

Ce Statut ſera toujours obſervé à l'avenir , nonobſtant tout autre fait ou à faire : furent préſens , Maître

Jean de Cavillac, Maître Pierre de Monts, Maître Jean de *Autiſſeo*, Maître Gervais Vany, Doyen, Maître Guibert *de Salſeto*, Maître Nicolas *de Argentolio*, Maître Robert *Deo de Almaniâ Normannus*, Maître Henry *de Septem Vannis* & pluſieurs autres Maîtres.

L'an 1362, le premier Dimanche après la Fête de l'Apparition de Notre-Seigneur, les Maîtres de la Faculté de Médecine, aſſemblés *ad Statuendum vel de Statutis diſpenſandum*, d'une commune voix arrêtèrent pour l'honneur de la Faculté & l'avantage des écoliers & des Maîtres, que tout Maître qui n'aura pas diſputé à ſon tour, dès qu'il aura repris ſes leçons, ſera contraint de préſider dans la quinzaine ſuivante, le premier jour ouvert à la diſpute, ſi non ; ſa réſumpte ne lui ſera tenue pour rien ; il ne ſera point réputé Régent, ſera privé de tout droit & émolument des Maîtres & régardé comme parjure.

Dans le cas où il y auroit pluſieurs Maîtres qui voudroient être réſumptés, on commencera par le plus jeune.

Il fut encore arrêté pour la même

raison, qu'un nouveau Maître , s'il est à Paris trois mois de suite ou en diffé-rens temps , sera obligé de faire sa première dispute appellée *Pastillaire*, sous les peines susdites.

Et dans le cas où il y auroit d'autres Statuts contraires à ceux-ci , la Facul-té en dispensoit & retenoit ces derniers pour être exécutés.

FONDATION
de la Messe des Morts.

L'an 1372 , le Mardi après la S. Luc , l'assemblée convoquée au Cha-pitre de S. Mathurin comme à l'or-dinaire , pour statuer ou dispenser du Statut , en réfléchissant mûrement sur ce qui est dit au Livre des Machabées : *Sancta & salubris est cogitatio pro defun-ctis exorare ut à peccatis solvantur* , il fut résolu que le lendemain de la S. Luc , à l'avenir il y auroit une Messe, célébrée aux Mathurins , pour tous les Trépa-sés , spécialement pour ceux qui or-donnoient la dite Messe , pour les Ba-cheliers , Licenciés qui y assisteront & aussi pour tous les Maîtres tant Ré-gens que non Régens , & tous s'y obli-

gèrent par ferment, y obligèrent les
Bacheliers fous la peine du parjure &
de deux fols parifis d'amende pour tons
les contrevenans, tant Maîtres que
Bacheliers & Licenciés, à moins qu'il
n'y eût raifon valable de difpenfe, fur
quoi on en feroit crû fur fon ferment.

Il fut arrêté par le même décret que
les Bacheliers avant d'être admis à faire leurs cours, & les Licenciés avant
d'être préfentés au Chancelier pour
la Licence, & enfin les Maîtres avant
de monter en Chaire pour être reçus
prêteroient le ferment d'obferver ce
Statut. Le Bedeau devoit lire ce décret tous les ans pendant le repas de
la Saint Luc, afin que perfonne n'en
ignorât.

Même année 1372, en confidérant
que plufieurs Bacheliers fe retiroient
de côté & d'autre fans recevoir la Licence & fans témoigner leur reconnoiffance à leur Maître, *Hofpite non gra-
tiato*, en forte que la Faculté & ceux
qui devoient les préfenter à la Licence
fe trouvoient également prives de
leurs droits & émolumens, bien mérités pour toutes les peines qu'ils fe

donnent dans les écoles, ce qui eſt contre toute juſtice ; conſidérant d'ailleurs qu'il en eſt qui prétendent ſe diſpenſer à cauſe de leur qualité de Prêtre, de ſuivre tous les Actes de Licence, ſe croyant en droit de paſſer à la Maîtriſe ſans frais ; la Faculté, ainſi qu'elle l'a déja fait par le paſſé, ſtatue que tout Licencié devenu Prêtre, ſera néanmoins obligé de payer quatre francs avant d'être admis par le Doyen au ſerment, ainſi que les bourſes ordinaires, & les autres droits avant la Maîtriſe, & un franc au Bedeau avec ſon droit ordinaire. S'il refuſe de payer il ne ſera point admis, l'argent ſera remis en compte. Le préſent Statut qui exiſtoit, mais qui n'étoit pas rédigé par écrit ſera ajouté aux autres Statuts déja écrits *in libro noſtro*, pour qu'on n'en ignore.

Et dans le cas où il y auroit quelque Statut contraire, nous voulons qu'il en ſoit diſpenſé, nous réſervant toutefois la liberté de changer, ajouter, retrancher tout ce qu'il nous plaira, &c. Ces Statuts furent faits l'an 1372, en préſence d'un grand nombre de Maîtres : Maître Pierre du

Loup ou des Monts , Picard , Maître
Richard Viard, Doyen, Normand, Maî-
tre Thomas de Saint-Pierre , Nor-
mand , Maître Hervée Cameroti , de
Bretagne , Maître Guillaume de la
Boucherie, de France , &c.

La même année 1372 , le 11 Novembre , aux Mathurins , en préfence
des mêmes Maîtres que ci-deffus , en
confirmant le Statut , l'amplifiant en
tant que befoin feroit, il fur ftatué que
derechef tout Maître ou Bachelier qui
ne viendroit point à la Meffe avant la
fin de l'Epître , payeroit quatre deniers d'amende qui feroient diftribués
aux préfens Maîtres ou Bacheliers ,
&c.

Puifque notre plan eft de faire con-
noitre la Faculté de Médecine , fon
origine , fes loix , fes Statuts & fes
ufages , nous n'avons pû nous difpen-
fer de nous étendre davantage fur fon
gouvernement intérieur , fur fa police
& principalement fur fa conftitution
primitive ; maintenant il faut revenir
fur nos pas & reprendre ce qui regarde
la Médecine, & ceux qui fe font le plus
diftingués dans cette fcience , foit qu'ils
ne fuffent que membres de l'Univerfité,

foit

soit que la Faculté séparée des Nations fît déja corps à part.

Jean de Salisbury, Evêque de Chartres, homme fort sçavant & fort lettré, écrivoit, l'an 1182, qu'il y avoit à Paris un grand nombre de Médecins ; que les uns s'attachoient à la Théorie ou Médecine spéculative, & d'autres plus particulièrement à la Médecine pratique. Cette observation est de tous les temps & n'a jamais cessé d'avoir lieu. Notre Art est d'une étendue si vaste qu'il suffit pour occuper plusieurs hommes à part.

Philippe Auguste faisoit rassembler en 1185 les Médecins qui étoient à Paris pour les consulter sur la maladie de Geoffroy, Comte de Bretagne.

En 1199, Richard, Roi d'Angleterre, est blessé au siége du Château de Chalus en Limousin, & des Médecins sont appellés conjointement avec des Chirurgiens pour le secourir & traiter ses playes.

Rigord, Médecin & Historien de Philippe Auguste, en l'année 1209, dit affirmativement que l'étude des Lettres étoit en vigueur à Paris ; que les écoles de la Gréce, de l'Egypte & de

H

toutes les autres parties du monde,
n'avoient jamais été plus fleuriſſantes;
qu'on y trouvoit ſurtout d'habiles Médecins occupés à conſerver la ſanté
& à guérir les maladies.

C'eſt à l'année 1193, qu'on rapporte la naiſſance d'un homme célébre,
Albert le Grand, Philoſophe, Théologien, habile Médecin, & Maître de
Saint Thomas. Cet homme illuſtre pa-
ſſoit pour le plus ſçavant Phyſicien depuis Ariſtote & Théophraſte, principalement en hiſtoire naturelle : il mourut le 15 Novembre 1280.

On nomme encore ſous le Régne de
Philippe Auguſte, pluſieurs Médecins
de Paris, recommandables par leur
ſçavoir & par leurs écrits, Gilles de
Corbeille, Jean de S. Alban ou de S.
Quentin, Jean de S. Amand, Pierre
d'Eſpagne & Pierre d'Appone.

Avant de parler de Gilles de Corbeille il eſt bon d'obſerver que les
Auteurs confondent quelques Médecins qui portoient le même nom. En général on en compte trois de ce nom (y).

(y) *In Gloſſar. du Cang. vocatur* Petrus
Ægidius.

Gilles de Corbeille, Chanoine de Paris, l'un des Médecins de Philippe Auguste (car anciennement il n'y avoit pas de premier Médecin) a été le meilleur Poëte qui ait paru parmi les Médecins, si on en excepte Fracastor. Tous ses ouvrages n'ont pas été imprimés. Il a fait un Traité en fort beaux Vers Latins au nombre de six mille, sur la vertu des remédes composés. Naudé avoit vû ce Manuscrit dans la Bibliothéque de Jacques Mentel, Médecin de Paris. Je l'ai cherché envain dans la Bibliothéque du Roi. En tête de ce Livre, on lit :

Incipit liber de virtutibus & laudibus compositorum Medicamentorum metricè compositus ; Editus à Magistro Ægidio Corboliensi introducendis in praticam.

L'Auteur commençoit à être vieux, il dit :

Vade, liber felix, nam cùm provectior ætas

Jam mea sit, &c.

Dans un autre endroit de ce mê-me Poeme, Gilles se plaint de ce que de son temps on recevoit à l'école de Salerne des Maîtres fort jeunes (z).

(z) A Paris il faut 25 ans.

Nondum maturas Medicorum furgere
    plantas,
Impuberes pueros Hipocratica tradere
    jura,
Atque Machaonias fancire & fundere
    leges,
Doctrinâ quibus effet opus ferulâque
    flagello,
Et pendere magis vetuli Doctoris ab ore,
Quàm fibi non dignas cathedræ præfu-
    mere laudes.

Les Traités que ce fçavant Méde-cin a fait auffi en vers Latins, font fur le Pouls & les Urines. Ils ont été imprimés & commentés par différens Auteurs. Bernard de Gordon, Gilbert & Euldaric Pinter, Gentilis (*a*) de Fulgineo. Le Livre du Pouls à été cor-rigé par *Avenantius-Mucius de Camari-no*, & on y a ajouté le Commentaire de *Gentilis*, imprimé à Venife en 1494.

Pitfeus s'eft trompé en difant qu'il étoit Anglois. Il le confondoit avec ce-lui dont nous allons bien-tôt parler.

Suivant le Livre (*b*) du Recteur de

(*a*) Mort le 12 Juin 1348.
(*b*) Dans la taxe des Livres, faite par les Députés de l'Univerfité en 1303, on lit *Opera frairis Ægidii fuper Philofophiam in Senten-tiâ Phyficorum*, taxé 73 fols 4 deniers; *In*

l'Université de Paris, où sont conte-
nus les Titres Primordiaux de l'Université, Bulles des Papes, Statuts,
Modèles de serment que doivent prêter entre les mains du Recteur les Officiers, Suppots, Ecoliers, Scribes, &c.
on pourroit croire que Gilles de Corbeille étoit frère d'un célébre Théologien du même nom, Précepteur de
Louis VIII, & Auteur d'un Poëme intitulé *Carolinus*. Cependant dans ce
Poëme, Gilles de Paris, *Ægidius Pa-*
risiensis, en faisant l'éloge des Sçavans
de son siécle, dit, en parlant de Gilles de Corbeille :

Nominis ille mei celeberrimus Arte me-
  dendi.

Ce qui pourroit faire croire qu'ils
n'étoient que de même nom.

Gesner & quelques autres Auteurs,
ont avancé que Gilles de Corbeille
étoit Grec, Religieux de l'Ordre de
S. Benoist, & qu'il vivoit dans le VIIe
siécle.

Si l'on consulte Bourdelot, Médecin de Paris, Auteur d'un Manuscrit

Sententiâ de Generatione, 23 sols Parisis 16
deniers ; *In quæstionibus de Generatione*, 8 sols
Parisis 5 deniers,

H iij

de la Bibliothéque du Roi , pour fer-
vir de fuite & d'augmentation au Livre intitulé : *Lindenius renovatus Authore
Merulino* , Gilles de Corbeille vivoit
vers l'an 1060. Il fe fonde fur ce qu'à
la fin de la troifiéme partie du Traité
du Pouls , Gilles de Corbeille parle
avec éloge & avec refpect d'Alpha-
nus , Archevêque de Salerne , facré
en 1056.

Præfulis Alphani claro fignata figillo.

D'autres Auteurs , & c'eft le plus
grand nombre , s'accordent à le faire
naître fous Philippe Augufte.

Le deuxiéme Médecin de ce nom
s'appelloit *Joannes Ægidius de Sancto
Ægidio.* C'eft de lui qu'on trouve une
Notice dans le Glôffaire de Dù Cange ,
au mot *Jacobitæ.* Voici ce qu'elle porte , d'après Mathieu Paris , Hiftorien ,
qui vivoit au XIIIe fiécle.

A l'année 1198 , les premiers Frères de l'Ordre de S. Dominique n'a-
voient point de maifon à Paris où ils
puffent fe retirer après les fatigues de
leurs Prédications. Il y avoit alors
dans la même Ville un fameux Anglois de la Ville de S. Alban , Phyficien de profeffion & Médecin du Roi

(*c*). Ce Médecin s'étant fort enrichi, acheta un hospice prêt à tomber en ruine, où se retiroient ordinairement les Pélerins de S. Jacques. En effet les revenus & les aumônes étant diminués, l'Hospice avoit été abandonné ; ce qui engagea Maître Jean à l'acheter, à le rebâtir & à s'en faire une maison qui répondît à sa fortune. Voyant tous les jours les Frères Dominiquains dire la Messe, prier Dieu, Prêcher très-souvent ; autant par attachement pour eux que par dévotion, il leur donna sa maison pour leur servir de demeure à l'avenir ; & c'est de cet Hospice ou Hôpital de S. Jacques, que les Dominicains ont pris le nom de *Jacobins*.

On trouve aussi ce fait dans l'Histoire de l'Université, par du Boullay, & dans l'abregé qu'en a donné en François M. Crevier.

Enfin, on connoit un troisiéme *Ægidius*, nommé aussi *Adrianus Romanus*, né à Louvain en 1561, & connu pour Médecin célébre & sçavant Mathématicien.

Jean de S. Amand, Chanoine de

(*c*) *Regis Franciæ curam gerens.*

Tournay, vivoit vers l'an 1200. Il paroît par les Ecrits qui nous font reftés de lui, foit imprimés, foit manufcrits, qu'il étoit un des plus fçavants Médecins de fon fiécle. Il s'occupoit furtout à traduire, extraire & commenter les Œuvres d'Hippocrate, fes Aphorifmes (*d*), fes Prognoftics, le Livre de l'Art & le Traité de Galien, fur les maladies aigues.

L'Analyfe qu'il donne du Traité des Prognoftics d'Hippocrate, & des Commentaires de Galien eft fort exaᛐe. A la tête de ce Manufcrit, confervé dans la Bibliothéque de l'Abbaye de S. Viᛐor, numéroté 1066, (*e*) du temps de Mentel, de qui j'emprunte cette Note, Jean de S. Amand débute ainfi : *Afin de rappeller ce que j'ai ap-*

___

(*d*) S. Amand ne cite que 7 Seᛐions d'Aphorifmes, qu'il appelle *Septem Particulas.* Foëfius, Vanderlinden & plufieurs autres en ont ajouté une huitiéme, qu'ils appellent *Aphorifmi interjeᛐi.* Dans la première Seᛐion il parle de 32 Aphorifmes, & on n'en trouve que 25 ; les autres font peu différents. La cinquiéme, felon lui ne contient que 69 Aphorifmes, tandis qu'elle en contient 72. Dans la fixiéme S. Amand ne reconnoit que 58 Aphorifmes, & tous les Auteurs en traduifent 60.

(*e*) *Vid. Adverfaria de Medic. Parifienf.*

pris dans ma jeunesse, & qui pourroit s'é-
chaper de ma mémoire par la fragilité
de l'âge ou par différentes occupations,
moi Jean de S. Amand, Prevôt des
Chanoines de Mons en Puelle, (f) j'ai
compilé ce petit Ouvrage pour soulager
les Ecoliers qui passent des nuits entières
à chercher dans Galien ce qu'ils désirent
ardemment de trouver. Ainsi je me suis
d'abord rappellé les connoissances générales, pour passer ensuite aux connoissances particulières, &c.

Outre ce Manuscrit Latin, qui n'a
point été imprimé, & par lequel il est
démontré que Jean de S. Amand,
Médecin de Paris, ainsi que ses confrères, dès l'origine de la Faculté,
étoient beaucoup plus attachés à la
Doctrine des Grecs qu'à celle des
Arabes ; on a encore de lui un Commentaire fort ample sur l'Antidotaire
de Nicolas, qui se trouve à la suite
des Œuvres de Mesué ; un Traité sur
l'usage convenable des remédes, &
un autre sur la vertu des Plantes qu'il
à intitulé *Aureolum.*

Il est très - vraisemblable que Saint
Amand, quoique Chanoine de Tour-

____

(f) In Pabulâ Canonicorum Præpositus Mon-
zensis.   H v

nay, a long-temps profeffé la Méde-cine dans l'Univerfité de Paris. Jac-ques Des Parts le cite avec éloge, & a fait imprimer un Traité de matière Médicale (*g*) qu'il avoit extrait de fes Ouvrages.

On ignore le temps de fa mort ; en 1395, on confervoit foigneufement dans les Archives de la Faculté, le Livre de S. Amand, intitulé : *Concor-dantias Joannis de Sancto Amando* ; & ce Livre fe donnoit en garde au Doyen qui en rendoit compte à fon fucceffeur.

Le 13 Septembre 1276, fuccéda au Pape Adrien V, fous le nom de Jean XXI, Pierre d'Efpagne, homme d'un efprit & d'un fçavoir fort au-deffus de fa naiffance. C'étoit fur-tout par fes connoiffances en Médecine & en Phi-lofophie qu'il avoit acquis fa réputa-tion, & qu'il s'étoit frayé un chemin rapide aux premières dignités de l'E-glife : mais malheureufement pour les Lettres qu'il connoiffoit, & pour les pauvres écol ers qu'il aimoit & proté-geoit, il ne fut pas long-temps en poffeffion de l'Eminente place de Chef de l'Eglife. Au bout de huit mois & huit jours, il fut écrafé à Viterbe,

(*g*) *Summulam rei Medicæ.*

fous les ruines de fon plancher. Il étoit
né à Lisbone en Portugal, & avoit
été connu en différens lieux, fous les
différens noms de *Pierre d'Efpagne*,
Pierre de Portugal, *Pierre Julien*,
vulgairement *Giaens* ou *Pierre le Phyficien*. On a de lui un très-grand nombre d'Ouvrages en Médecine.

1°. Le Tréfor des pauvres, en Langue Portugaife, Manufcrit défiguré
par beaucoup de caractères Rabbini-
ques, fuivant le R. P. Nicolas-Antoine,
qui en parle dans le Supplément, au
premier Volume de la Bibliothéque
Rabbinique.

En 1622, parut à Valladolid le même Traité, traduit de l'Efpagnol, d'a-
près une plus ancienne Edition. A la
tête de ce Livre, le traducteur aver-
tit fans réflexion que ce Traité à été
fait par les ordres du Pape Jean, par
Julien fon Médecin, homme très-habile, qui pour exécuter ce deffein,
avoit raffemblé tous les Maîtres en
Médecine les plus célébres de tous,
au nombre de plus de cinquante-fix.

2°. Traité de la Goutte, par Pierre
le Portugais, Evêque & Cardinal de
Tufculum, &c.

H vj

3°. Traité des yeux, Manuscrit qu'on trouve dans la Bibliothéque du Collége d'Oxfort, appellé *Collegium omnium animorum.*

4°. De la Formation de l'homme, Traité Manuscrit, de la Bibliothéque du Collége de Caïus, à Cambridge.

5°. Sur les Fiévres & sur Hippocrate, *Super ignes & Hippocratem,* Glossaire de la Nature des enfans, Manuscrit à Pavie, dans la Bibliothéque de S. Jean *de Viridario,* Chanoine de Latran, & dans la Bibliothéque de S. Antoine, à Venise, &c.

6°. Canons de Médecine.

7°. Conseils sur la conservation de la santé, Manuscrit, de la Bibliothéque de Gabriel Naudé, adressé à la Reine Blanche, Mère de S. Louis.

8°. Commentaire sur le Traité d'Isaac, des Diétes universelles & particulières, Manuscrit ; à Oxfort, dans la Bibliothéque du Collége *Omnium Animorum.*

9°. Commentaire sur le Traité des Urines, du même Isaac ; à Lyon, chez Barthelemy Trost.

10°. Problême imité d'Aristote, &c.

On attribue encore à Pierre d'Espagne un Traité Manuscrit, sur les

Urines, qui eſt dans la Bibliothéque du Cardinal Sleuzius. Toute cette Notice eſt tirée du Manuſcrit de M. Bourdelot, de la Bibliothéque du Roi, qui lui même l'avoit tirée de la Bibliothéque du P. Nicolas-Antoine, de l'ancienne Eſpagne, *LIV. VIII. CHAP. V.*

Pierre d'Apone, *de Abano*, ou *de Albano*, petit Village près de Pavie, renommé par des bains chauds, n'aquit l'an 1250. Son Père étoit Notaire, & s'appelloit *Conſtantius*. L'envie de s'inſtruire l'avoit engagé de bonne-heure à aller à Conſtantinople pour y apprendre la Langue Grecque; il étoit auſſi venu à Paris où il avoit pris des degrés. Il eſt certain qu'il y avoit enſeigné la Philoſophie & la Médecine, avec un grand concours d'Auditeurs. C'eſt à Paris qu'ayant un jour rencontré un pauvre qui trempoit ſon pain dans le pot d'une laitière, il en prit dès ce moment un ſi prodigieux dégoût du lait, qu'il n'en pouvoit voir manger ſans avoir envie de vomir. Il étoit fort ſçavant, mais hardi dans ſes ſentimens; & ſuivant l'expreſſion d'un Auteur, *vir magnæ ſed audacis & temerariæ doctrinæ.* Il s'étoit donné lui-même le nom de *Conciliator*, qui lui eſt reſté, parce qu'il avoit réuni la Médecine & la Philoſophie, qu'il enſeignoit, & que les Grecs avoient ſéparées. Il joignoit encore à ces deux Sciences, l'Aſtrologie & la Magie, c'eſt-à-dire, qu'il ne traitoit aucune maladie, ſans conſulter l'état du Ciel, l'âge du malade, l'heure de ſa naiſſance, &c. & il ne donnoit aucun reméde, ſans toutes les petites charlataneries, d'uſage alors parmi ceux qui s'attachoient à la Magie naturelle, à la connoiſſance des plantes cueillies dans tel ou tel aſpect de la Lune, du Soleil, des Planetes, &c.

C'étoit ſans doute en conſéquence de cet attirail faſtueux de connoiſſances impoſantes, ſurtout dans un ſiécle d'ignorance, que Pierre d'Apone mettoit ſes viſites à un ſi haut prix. Jamais il ne s'éloignoit de Pavie, où il faiſoit ſa demeure ordinaire, qu'il ne ſe fît payer 50 ducats par jour; on aſſure même que le Pape Honoré IV, l'ayant envoyé chercher, il exigea 400 ducats par jour pour ſes honoraires.

Philoſophe, Médecin, Aſtrologue, attaché à la Magie, ou plutôt à la partie ſuperſtitieuſe de l'Hiſtoire natu-

relle, versé dans les Langues Grecque & Latine, Arabe, Italienne, l'a-
bus du sçavoir l'emportant trop loin,
il avança témérairement que le Fils de
Dieu n'avoit été un si grand Pro-
phête (*h*) que parce que la proportion des qualités de son corps étoit
parfaite dans ses membres. Ce fut probablement à cause d'une proposition
si impie qu'il fut assigné à comparoître
devant le grand Inquisiteur, & que
ses Ouvrages furent examinés. On prétend qu'il mourut pendant le cours du
Procès, & fut brûlé en effigie. Il y a
cependant apparence que la Sentence
de l'Inquisition fut supprimée ou chan-
gée, puisque le Sénat de Pavie lui
fit dresser une Statue avec cette Inscription :

> *Petrus Aponus Patavinus,*
> *Philosophiæ Medicinæque peritissimus;*
> *Ob idque Conciliatoris nomen adeptus*
> *Astrologiæ vero adeò peritus,*
> *ut in Magiæ suspicionem inciderit;*
> *falsòque hæresi postulatus*
> *absolutus fuerit.*

(*h*) *Vid. Adversaria de Medicis Parisien-*
sibus Authore Mentelio, Manuscrit de la Bibliothéque de M. Daguesseau.

Dans le grand nombre des Œuvres de Pierre d'Apone, l'Inquisition avoit défendu principalement la lecture de trois, sçavoir l'*Eptameron*, qui cependant à été imprimé à Paris en 1567, *in-8°*. On le trouve auffi à la fin du premier Tome des Œuvres de Corneille Agrippa, *Elucidarium Necromancicum Petri de Abano*, dont parle Tritheme, & le Livre des Expériences admirables *de Annulis*, felon les 28 demeures de la Lune.

Pierre d'Apone avoit fait fur la Médecine & les Médecins, une grande quantité de queftions refutées par Gafpard Bravo. Outre le Traité intitulé *Conciliator differentiarum Philofophorum & præcipuè Médicorum Papiæ apud Gabrielem de Graffis*, 1490, in-fol. *Venetiis apud Octavium Scholium*, 1496 & 1504, *apud Juntas*, dont Pierre d'Apone eft Auteur ; on a encore de lui un Traité *de Venenis*, imprimé à Mantoue, en 1473, *in-4°*. lequel a été traduit en François par Lazare Bouet, chez Jean Huguetan, à Lyon 1593.

Il a dédié au Pape Jean XXII, un Traité *de Omnimodâ Medicinâ*.

Della Geomanzia, di Pietro Abano

di Latina nella volgar lingua , tradutta per il Tricasso Mantuano , in Vinegia , per Curio Trojano , 1549, *in-8°. page* 112.

Geomanzia *Venetiis* , in-8°. 1556. *Supplementum in Mesuem de curatione morborum à Membris nutritionis ad Cor.*

Dans la Collection de Venise *de Balneis* , & dans celle *de Febribus* , aussi imprimée à Venise , on parle d'un Traité de l'Auteur sur ces deux articles.

Il a traduit un Traité de Galien , sur la Bile noire & sur le Régime de santé , il a aussi traduit les Problêmes d'Aristote , & y a fait un Commentaire. Enfin il a fait un Traité de la Sphére & de ses mouvemens.

Naudé , dans son Apologie pour les grands hommes faussement soupçonnés de Magie , a parlé de Pierre d'Apone , *page* 380.

On dit qu'il mourut l'an 1316 , âgé de 66 ans, d'autres prétendent de 80.

En parcourant les Ouvrages des Médecins dont nous avons parlé , & de ceux de leurs Contemporains , on peut se former une idée de l'état des Lettres des XII & XIIIe siécles , bien su-

périeure à celle que fourniffent les
fiécles fuivans. Le Régne de Philippe
Augufte, mérite une place honora-
ble dans l'hiftoire ; & les Rois qui lui
ont fuccédé ont, fi j'ofe le dire, dé-
généré du côté des Lettres, prefque
tous jufqu'à François I. leur Reftau-
rateur & leur Père.

Louis VIII, fils & fucceffeur de
Philippe Augufte, régna trop peu,
furtout dans un fiécle d'ignorance,
pour nous donner quelques éclairci-
ffemens fur la Médecine & fur ceux
qui l'exercèrent. Un feul fait mérite
notre attention, comme il a mérité
celle d'un homme célébre (*i*).

En 1225, Louis VIII, légua par
teftament à chacune des deux mille léproferies de fon Royaume cent fols.
Les Chrétiens pour fruit de leurs croi-
fades n'avoient remporté que la lépre (*k*), maladie Endémique, dans

(*i*) M. de Voltaire, abregé de l'Hift. Univ.
tom. 2. *pag.* 85, Londr. 1753, *in-*8°.
(*k*) Vers les XI & XIIe. fiécles & dans les
fuivans, les lépreux infectèrent l'Europe, &
les Auteurs les plus fenfés reconnurent que la
lépre n'étoit devenue fi fréquente que depuis
les voyages de Syrie ou d'Outremer. *Dom
Calmet, Préface fur le Lévitique. Tom.* 2.

le Pays qu'ils avoient voulu conqué-
rir , & dont ils furent toujours repouf-
fés avec une perte incroyable.

N'étoit-ce pas affez d'avoir tranf-
porté l'Europe en Afie , fans encore
en rapporter , avec le peu d'hommes
qui revenoient , une maladie cruelle
& contagieufe (*l*) dont la lecture feule fait horreur ? Et comment encore
cette hideufe maladie , qui , au rapport de Pline , n'avoit fait que paroî-
tre en Italie , fous le régne de Tibère,
fit-elle des progrès auffi terribles dans
des Pays déja devaftés par les plus
nombreufes Migrations , Pays d'ailleurs moins chauds (*m*) , où par conféquent la contagion devoit être moins
rapide ?

Si j'ofois hazarder une conjecture ,
je dirois qu'alors en France & dans
la plus grande partie de l'Europe , où

(*l*). Il y avoit en Europe , au rapport de
Mathieu Paris 19000 Léproferies.

(*m*) C'eft une obfervation conftante de
tous les temps & de tous les Médecins , qu'u-
ne pefte qui vient d'un Pays chaud , eft plus
funefte que celle qui vient d'un Pays tempéré.
La Pefte vient d'Orient en Occident pour l'ordinaire ; celle qui vient d'Afrique eft plus
dangereufe que celle qui va d'Afie en Afrique.

les Prêtres & les Moines exerçoient la Médecine, on se contentoit d'enfermer les Lépreux dans des maisons bien rentées, de les séparer du reste du monde, de les entretenir de tout, sans employer le moindre traitement. (*n*) Tandis qu'à Rome, la police la plus exacte, éclairée d'ailleurs des lumières des plus habiles Médecins, mettoit tous ses soins à extirper jusqu'aux vestiges d'une maladie quelconque, dès sa naissance. Les Magistrats de Rome, sagement occupés du peuple, qu'ils regardoient comme la partie la plus essentielle de l'Etat, établissoient une multitude de bains publics, & dont on usoit chaque jour,

(*n*) Louis VII, & Saint Louis, amenèrent de la Terre Sainte en France, le grand Maître & des Chevaliers de l'Ordre de S. Lazare de Jérusalem, fondé pour la défense de la Foi, & pour le service des malades & des pauvres, & leur donnèrent l'entière direction & administration de toutes les Maladreries, Hôpitaux & lieux pieux du Royaume, qui depuis ont été considérablement augmentés de nouvelles donations.

Voyez le préambule de l'Edit du Roi, Décemb. 1672, en faveur de l'Ordre de N. D. de Mont-Carmel & de S. Lazare de Jérusalem.

des Aqueducs difpendieux, pour tranfporter au loin l'eau la plus pure pour
les ufages des moindres Citoyens.

Confultons encore ce bel endroit
de Pline (o), où il parle de la Lépre;
elle paroît, effraye, menace ; on en-
voye à grands frais chercher en Egypte des Médecins, parce qu'ils étoient
cenfés les plus expérimentés dans le
traitement de cette maladie, qui de
tous les temps tiroit fon origine de
cette partie du monde. On ne plaint
ni peines, ni foins, ni remédes quelque
violens qu'ils foient. On aime mieux,
au hazard d'une cicatrice difforme,
brûler jufqu'au vif les premières parties qui fe trouvent infectées du mal,
que de le laiffer s'enraciner & devenir incurable. En France, au contrai-

(o) C. Plinii fecundi, Natur. Hift. Lib. 26.
Senfit & facies hominum novos omnique ævo
priore incognitos, non Italiæ modo verum etiam
univerfa prope Europæ morbos . . . . tantâ
fœditate ut quæcumque mors præferenda effet.
Irrepfit in Italiam . . . . fædiore multorum,
qui perpeti Medicinam toleraverant cicatrice
quàm morbo. Caufticis namque curabatur, ufque in offa corpus exuftum effet, rebellante tædio
(id eft recrudefcente morbo) adveneruntque ex
Egypto genitrice talium vitiorum Medici hanc
folam operam afferentes, magnâ fuâ prædâ . . . .
quid mirabilius, quid poteft reperiri aliqua gi-

re le peuple étoit dans la servitude la
plus dénuée , tout étoit Serf ou Tiran.
Ceux qui par état auroient dû par
leurs représentations , ou par leurs
conseils , arrêter les progrès du mal ,
presque tous Prêtres ou Moines , chargés d'un double ministère dont un seul
surpassoit leur force & leur sçavoir,
Physiciens superficiels , Théologiens
peu instruits , ne voyant dans les maladies épidémiques & contagieuses
que des fleaux dont la Justice Divine
punissoit les désordres des hommes ,
n'y conseilloient d'autres remédes que
de s'humilier & souffrir ; comme si la
Médecine étoit l'ouvrage de la seule
industrie des hommes , & que l'Ecri-
ture n'eût pas dit formellement que

gni repente vitia terrarum in parte certâ mem-
brisque hominum certis vel ætatibus aut etiam
fortunis tanquam malo eligente , hæc in pueris
grassari , illa in adultis , hæc proceres sentire ,
illa pauperes. . . . .
Diximus Elephantiasim ante Pompeii magni
ætatem non accidisse in italiâ , & ipsam à facie
sæpius incipientem in nare primum veluti len-
ticula , mox increscente per totum corpus macu-
loso variis coloribus & inæquali cute alibi
crassâ , alibi tenui, dura alibi, ceu scabie as-
pera , ad postremum verò nigrescente & ad ossa
carnes apprimente intumescentibus digitis in pe-
dibus manibusque. Ægypti peculiare hoc malum

Dieu à créé les Médecins, (*p*) *que le Médecin sera élevé au - dessus des autres hommes*, *qu'il sera en considération auprès des Grands*, *qu'il y aura de l'imprudence à ne pas s'en servir ?* comme si ce n'étoit pas adorer & reconnoître la Puissance Divine que d'avoir recours à la vertu des remédes, vertu d'ailleurs qui, toute certaine qu'elle est, n'agit pas toujours d'une manière connue, étonne & confond ceux même qui en font leur étude particulière, & ne guérit jamais que dépendamment de la Nature ?

& cum in reges incidisset populis funebre, *quippe in balneis solia temperabantur humano sanguine ad Medicinam & hic quidem morbus celeriter in Italiâ restinctus est*, *sicut & ille quem Gemersuram appellavere prisci inter digitos pedum nascentem*, *etiam nomine obliterato.* Tout ce paſſage, admirablement bien écrit, dit beaucoup en peu de mots ; mais on y reconnoît Pline qui ramaſſoit juſques aux contes de bonnes femmes. C'eſt une choſe cependant ſingulière que le peuple conſerve encore cette idée fabuleuſe de Bains de ſang.

(*p*) *Etenim illum* (*Medicum*) *Deus creavit & non discedet à te*, *quia opera ejus sunt necessaria.* Eccleſiaſt. chap. 38. v. 12 *Disciplina Medici exaltabit caput illius*, *& in conspectu magnorum collaudabitur.* Id. v. 3. *Altissimus creavit de terrâ medicamenta & vir prudens non abhorrebit illa.* Id. v. 4.

Au reste , en parlant de la Nature,
à Dieu ne plaise que je prétende favoriser le Pyrrhonisme , le Matéria-
lisme & toutes les autres extravagan-
ces de l'esprit humain , confiant &
présomptueux , qui dans son délire
prétend tout soumettre à ses connoissances ou à l'action de la Nature,
mot vuide de sens , dans ceux même qui l'encensent. Un Médecin Chrétien seroit-il soupçonné de vouloir
affoiblir la Religion sainte qu'il pro-
fesse, Religion révélée, confirmée par
la tradition , l'autorité , la raison même ; qui conseille plutôt de laisser
captiver son entendement par la Foi,
que de le laisser emporter aux tour-
billons flottans & perfides de l'incré-
dulité si contraire à toute raison ? Les
plus grands Médecins, Hippocrate &
Galien , quoique Payens , & privés
de la lumière de la Religion, recon-
noissoient le doigt de Dieu (q) dans
les plus grandes maladies. Ils ne re-
stoient pas cependant dans l'inaction ;
ils n'abandonnoient pas les malades
frappés de ces maladies terribles,
dont ils ignoroient la cause première.

(q) τὸ θεῖον , *Divinum quid.*

La

La peſte n enace la Patrie d'Hippocrate ; il l'avoit prévue , il la prévient,
fait partout allumer des feux , puri-
fie l'air dont il rétablit la ſalubrité , &
arrête ainſi le progrès de la Contagion.
Une maladie Epidémique (*r*) & inconnue paroît en France : on voit de toutes
parts ſe répandre un Eréſipele phleg-
moneux, inflammatoire & qui dégénére
en gangréne , faute de remédes , & par
l'excès de l'Inflammation ; ne falloit - il
pas arrêter le progrès de ce feu qui bru-
loit & conſumoit en ſi peu de temps les
parties qu'il avoit atteint ? devoit - on
tenter la Providence , (*ſ*) en exigeant
un miracle ? La ſcience des Médecins ,
dit - on , ſe taiſoit ; dites , leur ſilence
trahiſſoit leur peu de ſçavoir. Et quand

(*r*) L'Ardent *ignis ſacer, Ereſypelas.*
(*ſ*) *Anno* 1130 , *Regnante Ludovico* VI ,
*graviſſima lues Franciæ regnum afflixit (ſacrum
ignem dixere) quæ plurimi omnis ætatis & ſe-
xûs , in pedibus , manibus, mamillis & genis
enuſti , cito conſumebantur..... Stephanus tum
Epiſcopus Pariſ...... litanias indixit...... ut
ſævientis morbi remedium ægri à Deo impetra-
rent...... in ipſo Eccleſiæ ingreſſu ægroti omnes , tribus exceptis, ſanitatem recuperarunt.*
BREVIAR. PARIS. die 26 Novembris in feſto S.
Genovefæ de miraculo ardentium Lectio ij.

I

nous nous écrions avec les Médecins les plus sçavans de l'Antiquité, que c'est la Nature qui guérit (*t*) , que nous n'en sommes que les imitateurs & les copistes , tout au plus les Coopérateurs : qu'entendons - nous par la Nature ? N'est - ce pas le mouvement du cœur & des artères , la force & l'action des ressorts de la machine , qui, à l'aide de l'Art bien appliqué , surmontent les obstacles qui tendent à la détruire ? Mais sçavons-nous qui a donné , entretient & ranime ce mouvement du cœur & des artères ? Ou plutôt ignorerions - nous qu'il est un agent supérieur, infiniment puissant, qui est l'ame de tout mouvement , le premier mobile sans lequel nous ne pouvons vivre , & qui, comme le disoit un de nos confrères , suspend à son gré l'instant de notre destruction (*u*).

Si de nos jours l'Ardent , ce même fléau qui , au rapport de Mézeray , en 994 emporta (*x*) plus de 40000

(*t*) *Natura morborum Medicatrix.*

(*u*) *Quo curante nemo moritur , quo non curante nemo vivit. Vide Hamon thesim , An in tantâ multitudine Medentium pauci Medici?*

(*x*) En Aquitaine , en Angoumois , en Périgord & en Limousin.

personnes en peu de jours, reparoisfoit, ne recourreroit-on pas avec avantage aux Médecins ? Ne feroient-ils pas d'utiles efforts pour arrêter le progrès d'une maladie si meurtrière ? Ce qui arrive encore tous les jours dans les maladies épidémiques, fiévres putrides, malignes, vermineuses, suette, petite vérole....... justifie nos espérances. Ce fut aussi une erreur pernicieuse à l'Humanité, que de s'imaginer que la Lépre étoit sans reméde. On aida peut-être à la contagion en multipliant des retraites riches & tranquilles pour tous les Lépreux, ou ceux qui paroissoient l'être. Il est du moins certain que l'horreur que causoit la Lépre, maladie très-contagieuse, éloignoit des Lépreux tous ceux qui auroient dû leur procurer du soulagement ; puisque les Rois Louis VII, & Saint Louis, furent obligés de faire venir de fort loin des Chevaliers de l'Ordre de Jérusalem pour en prendre soin. La Lépre cependant traitée dès les commencemens n'étoit point incurable, au rapport d'Aretée de Cappadoce. Cet Auteur, l'un des plus célébres Médecins de l'Antiquité,

nous a laissé une description de la Lè-
pre , qui nous a paru la plus exacte
de toutes celles que nous avons lû.
Si nous avions trouvé une Histoire
aussi-bien détaillée de l'Ardent , maladie qui a été aussi appellée , suivant
les Provinces qu'elle avoit ravagées,
feu S. Edme, *feu S. Antoine* , du nom
des Saints à l'intercession desquels on
recouroit (*y*) , nous l'aurions donnée
avec le plus grand soin. Ces sortes de
maladies , semblables aux Cométes ,
paroissent , disparoissent & peuvent
encore revenir. Il est essentiel pour
l'Humanité que les Médecins laissent à
la postérité un tableau fidèle des maladies épidémiques & contagieuses de
leur temps. Ainsi nous essayons de donner une esquisse de la Lépre , d'après
le tableau d'Aretée. Nous craignons de
diminuer dans notre Langue les beautés du style de cet Auteur, style élevé,
éloquent & poëtique. Nous nous ser-
vons de la belle Edition qu'a procuré le

(*y*) Dans l'Historien Joinville , il est question du mal S. Eloy ; j'ignore à quelle maladie on donnoit ce nom : tout le monde sçait
que le mal Caduc s'appelloit *le mal S. Jean*,
en France on l'appelloit aussi *mal S. Leu*.

célébre Boerhaave, commentée par Pierre Petit, un des plus ſçavans Médecins de notre Faculté. Boerhaave a toujours été occupé de ranimer l'étude des Anciens, & publioit modeſtement qu'il leur devoit la plus grande partie de ſon ſçavoir.

»Les Grecs ont appellé la Lépre, »*Elephantiaſis* (ꝗ), parce qu'à beau- »coup d'égards elle reſſemble à l'E- »léphant. Cet animal ſeul de ſon eſ- »péce, de couleur noire, (*) d'une »groſſeur énorme, & d'une forme hi- »deuſe, eſt ſans col. Il a la tète dans »les épaules, de larges oreilles qui »s'étendent juſques ſur ſa poitrine &

(ꝗ) *Elephanti morbo & feræ Elephanti communia multa ſunt, & ſpecie, & colore, & magnitudine, & victu. Verùm neque ulli alii ſimilia ſunt. Neque affectus affectui, neque animal animali. Nam Elephas fera longè ab aliis differt. Primum quidem ingentiſſima craſſiſſimaque eſt. Magnitudo enim tanta eſt, ut magnum animal ſuper aliud animal turris inſtar imponere queas. Craſſitudo quoque tanta, quamtam plura craſſiſſima animalia inter ſe conjuncta vix æqua-*

(*) Aretée ne connoiſſoit que des Eléphants noirs ; on ſçait maintenant qu'il y en a de blancs. On peut conſulter l'Hiſtoire des Voyages & les Naturaliſtes.

»recouvrent en grande partie ses dents
»(ou défenses) qu'il a au milieu de
»cette masse entièrement noire , d'une
»blancheur éblouissante. Sa peau épais-
»se & rude est parsemée de tumeurs,
»sillonnée très-profondement, & com-
»me ouverte en tout sens. Les autres
»animaux ont des poils ou soyes ; l'E-
»léphant n'a qu'une espéce de laine
»sale & clair-semée. Il différe encore

*re valeant. Cæterum neque specie cuipiam ad-
modum similem invenias : siquidem omnes ex-
quisitè nigro colore toto corpore obscurantur.......
Elephantes autem soli nigri , tenebricoso colore , nocti & morti similes. Specie verò tali
sunt : Capita quidem & facies fœdas habent,
figurâ non evidenti , super brevi cervice , ut
caput in humeris considere videatur : atque ideo
non evidens est. Aures enim grandes sunt , latæ , alarum similes , ad jugula usque & pecto-
ris ossa. Hæ cervicem armosque tegunt , sicut
navigia velis conteguntur. Cornua verò miran-
dum in modum candida nigriori colori interni-
tentia possidet Elephas. Alii hæc dentes appel-
lant. Hæc sola autem candidissima sunt , quale
nihil in ullo alio quamvis candido animali re-
peritur.............. Corium habet asperum ,
crassissimumque tumoribus inæquale , fissuras ha-
bens , ceu semitas prælongas , alias divisuras
concavas transversas , alias verò obliquas valdè
profundas. Totum Tripodonio persimile est. Pili
autem aliis quidem animalibus naturâ , aut
setæ sunt , Elephanti verò sordida lanugo est.*

»singulièrement de tous les autres ani-
»maux ; il s'agenouille comme les hom-
»mes , il a des mammelles comme les
»femmes au-deſſus des aiſſelles. Nous
»allons bien-tôt voir combien un Lé-
»preux approche de cette reſſemblan-
»ce , & ſi c'eſt à tort que la Lépre a
»pris ſa dénomination de l'Eléphant.

»Quelques Grecs ont voulu lui don-
»ner le nom de *Maladie du Lion* , les
»Lépreux reſſemblant , diſent-ils , par
»la figure à un Lion en colère , dont
»le front eſt plein de rides profondes
»& repliées ſur elles-mêmes.

»D'autres ont donné à la Lépre le
»nom de *Satyriaſiſme* à cauſe de la
»rougeur foncée des joues des Lépreux

Infinita ſunt & alia differentia inter Elephantem
& catera animalia. Etenim retroverſus quando-
que ſecundum genu flectitur , quemadmodum &
homo , & mammas prope axillas habet , ut
mulieres. Caterum non in præſentiâ mihi opus
eſt de animalis hujus naturâ tractare , niſi
quatenus ex eo & morbus Elephas vocatus pa-
teſiat , quotque ægrotantis forma hujus anima-
lis natura ſimilia obtineat , agnoſcatur. Mor-
bum quoque hunc Leonem vocaverunt , ob Epyſ-
cinii , id eſt extremarum frontis rugarum , ſi-
militudinem : de quâ poſterius dicam : Satyria-
ſis etiam appellatur ob malarum ruborem , at-
que inexplebilem impudentemque coeundi libi-

»& de leur incontinence qu'ils ne peu-
»vent assouvir.

»Enfin quelques Auteurs l'ont ap-
»pellée *Maladie d'Hercule*, non qu'Her-
»cule en ait été affecté, comme il le
»fut de l'Epilepsie à laquelle il a don-
»né son nom, mais par la grande di-
»fficulté de la dompter, cette mala-
»die étant horrible, hideuse, effra-
»yante comme l'Eléphant.

»Sa cause est mortelle ; elle étouffe
»la chaleur naturelle ; semblable à
»l'hyver le plus violent, elle glace
»& suspend toutes les liqueurs.

»Cette cruelle maladie, quelqu'é-
»vidente qu'elle soit dès le commen-

*dinem. Nec non & Herculeus dicitur, quoniam
eo nullus major est, neque valentior. Magnus
est quidem potentiâ morbus. Ad mortem enim
inferendam est omnium longè efficacissimus. Est
etiam visu fœdus, & in omnibus terribilis,
quemadmodum & Elephas bellua. Inevitabilem
quoque affert interitum : quandoquidem à mortis causâ ducit originem. Ea, ingeniti caloris
frigiditas est non exigua, vel potius congela-
tio, ceu quædam sæva hyems : quum aquam
in nivem, aut etiam grandinem aut crystallum,
aut glaciem convertit. Hæc est communis mortis ac morbi causa. Verumtamen neque ullam
insignem conjecturam morbi principium obtinet :
neque ulla nova atque inusitata labes hominem
incessit : neque in corporis summis partibus re-*

»cement pour qui veut réfléchir , pa-
»roît d'abord s'envelopper profondé-
»ment. Elle est comme un feu caché
»dans l'intérieur , & qui , après avoir
»fait sourdement de grands progrès ,
»s'élance au - dehors , brule & consu-
»me tout ce qu'il rencontre. Quelque-
»fois semblable à une flamme légère
»& brillante qui sort à l'extérieur , la
»maladie attaque le visage ; d'autre-
»fois elle paroît au pli du coude , aux
»articulations des genoux , des pieds
»ou des mains , & alors ces malheu-
»reux malades sont dans un état d'au-
»tant plus fâcheux , que la plûpart des
»Médecins , sans attention pour des
»maux en apparence superficiels & lé-
»gers , en ignorent les conséquences &
»les négligent. Cependant le mal ga-

præsentatur , ut protinus videre quis possit , &
incipienti malo resistere. Sed in visceribus (tam-
quam domo Plutonis) delitescens ignis jam suc-
cenditur , internorumque victor , rursum in su-
perficie aliquando exardescit. Plerumque sanè à
facie hæc pestis incipiens , tamquam ignis è
speculâ procul conspicuus effulget : nonnullis ve-
rò ab extremâ cubiti curvaturâ , à genu , à ma-
nuum pedumque articulis. Idcirco autem hujus-
modi hominum salus desperata est , quoniam
Medicus ad morbi debilissima initia artem non
adhibet , negligens , & ægrotantium calamita-

»gne ; les malades deviennent lourds,
»pareſſeux, aſſoupis ; le ventre ſe re-
»ſerre ; & , comme ces mêmes acci-
»dens arrivent ſouvent à des gens
»d'ailleurs en bonne ſanté , on croit
»mal à propos que la cauſe en eſt
»médiocre.

»La maladie néanmoins s'accroit de
»plus en plus. Le malade a l'haleine
»puante. Son urine blanchit , ſe trou-
»ble , s'épaiſſit & reſſemble aux uri-
»nes des bêtes de ſomme. La digeſtion
»eſt imparfaite , pleine de crudités ,
»& le malade s'aperçoit moins de cet-
»te crudité , parce qu'il digère ou
»plutôt conſomme promptement les
»alimens , la maladie tirant ſans dou-

*tis ignarus. Tardi enim ſunt , ut ab aliquâ
levi & vulgari cauſâ , ſomniculoſi , quieti , ſic-
câ alvo. Hæc etiam ſanis haud valde inuſitata
ſunt. In morbi autem crementis reſpiratio grave olet ob interni ſpiritus exhalationem. Hujuſ-
ce rei aer , aut quippiam aliud extrinſecum ,
cauſam præbere videtur. Lotium craſſum eſt ,
album , turbidum , quale jumentum reddit. Ve-
nerem appetunt , crudorum & incoctorum diſ-
tributio fit : neque iſtorum eſt ſenſus & medi-
catio , (neque enim concoxerint , nec ne perci-
piunt) & cruditas hæc concoctioni ſimilis eſt.
Nam ipſis haud frequens eſt in optimum aut
familiare concoctio. Digeſtio verò facile fit ,
tamquam in ſuum ipſius alimentum raptim*

»te à elle tout le suc des alimens.
»Le malade devient alors plus ardent
»& plus incontinent ; le ventre se re-
»serre davantage.

»Peu à peu s'élévent sur la peau,
»des tumeurs près les unes des autres,
»quoique séparées entre - elles ; elles
»sont pleines d'aspérités & les inter-
»valles qu'elles laissent, s'entr'ouvrent,
»se sillonent comme la peau de l'Elé-
»phant. Les veines deviennent larges
»& variqueuses, non qu'elles soient
»pleines de sang, mais parce que la
»peau s'épaissit en s'élargissant.

»Bien-tôt la maladie s'établit, se
»déclare ; tout le corps grossit ; s'é-
»léve, se distend par une tumeur
»égale. Dans les endroits où il y avoit
»du poil, il périt ou change de cou-

morbo attrahente. Propterea valde siccitate in-
ferioris ventris laborant. Tumores alii juxta
alios exurgunt, nondum quidem continui, sed
crassi & asperi : & interstitium tumorum discis-
sum est, ut Elephantis corium. Venæ latæ sunt,
non sanguinis redundantiâ, sed cutis crassitudi-
ne. Non multo post autem & sedes declarat, uni-
verso corpore in æqualem tumorem distento. Pili
in omni corpore præmoriuntur, in manibus,
femoribus, tibiis. Item in pube, in mento rari
sunt : rara quoque in capite Cæsaries. Quod
verò majus est, intempestivi cani & calvitium

»leur ; s'il en reste au menton, il en
»reste peu, ainsi qu'à la tête, & ce
»qui y reste ne sert qu'à prouver da-
»vantage que le malade est chauve.
»Insensiblement il n'y en a plus nulle
»part, ou le peu qu'on en rencon-
»tre, augmente la difformité. Alors la
»peau de la tête se fend comme le
»reste du corps, se sillone profonde-
»ment, le visage se couvre de tumeurs
»dures & pointues, dont la pointe est
»blanche, & la base verdit. Le pouls
»est lourd, petit, lent, & comme se
»mouvant dans de la boue. Les veines
»des tempes se tendent & grossissent
»ainsi que celles du dessous de la lan-
»gue. Le ventre se lâche, la langue
»se couvre de petits ulcéres durs &
»graveleux. Le corps aussi-tôt se rem-

affatim subitoque ingruunt. Non multo post au-
tem pubes & mentum glabrescunt. Quod si qui
pauci pili remaneant, hi magis dedecent,
quàm qui defluxerunt. Capiti cutis altius resci-
ssa est : rima autem frequentes, profunda, af-
pera sunt. Tumores in facie duri, acuti : non-
numquam fastigio albido, basi viridiore : pulsus
pusilli, graves, tardi, tanquam per canum vix
se moventes. Venæ temporum distenta sunt. Et
sub linguâ : ventres biliosi. Lingua grandinosis
varis exasperatur. Neque inopinabile est & om-
ne corpus talibus scatere tuberculis : quando

»plit dans toute fa furface de tuber-
»cules femblables à celles qu'on trou-
»ve dans les entrailles des victimes
»mal-faines.

»Si quelquefois le mal fort du de-
»dans par les extrêmités , les bouts
»des doigts feront rongés & pleins de
»démangeaifon. La peau des genoux
»fera brulante, élancera , & le malade
»fe gratera avec impatience.

»Quelquefois le menton démange ,
»groffit , les joues fe gonflent , rou-
»giffent , les yeux s'obfcurciffent ,
»prénent une couleur cuivreufe , les
»fourcils s'épaiffiffent , s'élévent , fe
»durciffent , fe fendent , tombent par
»leur propre poids , fe chargent de
»tumeurs. Leur couleur devient noire

quidem & in victimis pravos humores haben-
tibus carnes grandinis plenæ funt. Sin autem
valde ab intimis partibus erumpet morbus , &
in extremitatibus apparebit , impetigines fum-
mos digitos infeftabunt , genua prurient , pru-
ritufque cum voluptate fcalpetur. Ambit verò
impetigo & mentum nonnumquam in orbem.
Rubent mala cum tumore haud ita magno :
oculi caliginofi, ænei coloris funt : fupercilia
prominentia , craffa , glabra , deorfum verfus
pondere vergentia : contractis glabellis eminens
tumore infurgit. Color lividus aut ater eft.
Epyfcinium vehementer contrahitur , ut oculos

»& livide. Le front sombre & ridé
»est si épais qu'il cache les yeux,
»ainsi qu'il arrive aux Lions en colè-
»re, ce qui a fait donner à cette ma-
»ladie le nom de *Maladie du Lion.*
»Mais ce n'est plus ni au Lion, ni à
»l'Eléphant que les malades ressem-
»blent, c'est à la nuit la plus noire &
»la plus obscure. Les os qui sont sous
»les yeux se gonflent & s'élévent. Les
»narines s'écartent & se remplissent de
»tumeurs noires & puantes. Les lé-
»vres deviennent pendantes, noirâtres
»& livides ; le nez grossit ; les dents
»quoique dégénérées de couleur, pa-
»roissent encore blanches au milieu
»de tout ce noir. Les oreilles d'abord
»rougissent, noircissent ensuite, se
»bouchent, s'allongent comme celles
»de l'Eléphant, s'ulcèrent, devien-

contegat, quemadmodum irascentibus aut Leo-
nibus accedit : unde & Leonina hæc ægritudo
vocatur. Igitur neque Leoni, neque Elephanto
solùm, verum etiam nocti tenebrosæ æquales
sunt. ὑπώπια sub oculis insurgentia ossa,
& nares cum atris tumoribus salebrosa, extan-
tesque sunt. Labiorum prominentia crassa est,
pars autem inferior livescit, nasus tumet,
dentes non albi sunt, sed nigricare videntur.
Aures rubent admixtâ nigritiâ, obstructa, Ele-
phantica, ut grandiores consueto esse videantur.

»nent fanieufes, & il s'y joint une dé-
»mangeaifon infupportable. Toute l'ha-
»bitude du corps fe hériffe de rides
»épaiffes, rudes, fillonnées, ouver-
»tes, livides & noires, & c'eft prin-
»cipalement cet accident qui a fait
»nommer cette maladie *Elephantiafis*.

»La plante des pieds fe fend juf-
»qu'au milieu des doigts ainfi que le
»talon, & enfin, pour peu que le mal
»augmente davantage, les tumeurs des
»joues, du menton, des doigts, des
»genoux fe couvrent d'ulcères. Ces
»ulcères deviennent fœtides & incura-
»bles, s'élévent les uns fur les autres,
»quelques uns en apparence d'un bon
»caractère, d'autres du plus mauvais.

»On voit quelques membres du
»corps périr feuls & fort long-temps

Ulcera in bafi aurium funt : fanies defluit,
pruriunt. Totum corpus rugis afperis exaratur :
nec non & altè defcendunt fciffuræ, veluti ni-
gri in corio fulci. Propterea & Elephas huic
morbo nomen eft. Plantarum & calcaneorum
ufque ad medios digitos fiffuræ funt. Quod fi
plus augefcat malum, tumores malarum, men-
ti, digitorum genuumque ulcerofi fiunt, ulcera
fœtida funt, & infanabilia : alia enim fuper
alia exurgunt, fuper alia alia mitefcunt. Siqui-
dem membra hominem diu morte præveniunt,
quoad de corpore excidant nafus, digiti, pe-

»avant le malade qu'ils devancent
»dans la nuit du tombeau. Le nez,
»les doigts, les pieds, les parties na-
»turelles tombent les premières; quel-
»quefois une main se détache sans que
»le malade cesse de vivre; car cette
»hideuse maladie est fort longue. Le
»malheureux qui en est bourrelé n'est
»pas si-tôt débarrassé de sa honteu-
»se existence. Avant de mourir, il est
»souvent mutilé, membre à membre.
»Une des ressemblances qu'a le Lé-
»preux avec l'Eléphant, c'est quelque-
»fois de vivre fort long-temps. Aussi
»tout lui devient insupportable, qu'il
»boive, qu'il mange c'est toujours sans
»plaisir. Il prend les alimens comme
»ils se présentent à lui, assaisonnés ou
»non. La douleur lui rend tout odieux
»ou désagréable, quoique son corps

*des, genitalia, atque tota manus. Neque enim
hæc labes prius perimit, à turpi vitâ, sævis-
que cruciatibus liberans, quam membratim di-
laceratus homo sit. At longæva est, quemadmodum & Elephas animal. Sin autem membrorum
recens dolor sit, longè acerbius affligit. Aliter
atque aliter paratorum ciborum appetentia est,
non obtusa, sed gustatus qualitatis expers est:
nullaque edendi ac potandi delectatio. Omnia
verò ob doloris cruciatum oderunt, alimenta*

»ne prenne point de nourriture , son
»incontinence augmente & devient
»une vraye rage. Les lassitudes sur-
»viennent ; il se traîne à peine ; cha-
»que membre quel qu'il soit devient
»d'un poids énorme. Qu'on le baigne
»ou qu'on le laisse dans sa malpropre-
»té , qu'on lui donne à manger ou
»qu'on ne lui en donne pas , qu'il
»fasse de l'exercice ou qu'il soit en
»repos, tout lui est égal ; car cette
»maladie diffère de toutes les autres.
»La nuit vient , peu de sommeil &
»la veille est encore plus pénible par
»les idées qu'elle lui raméne de ses
»maux. Il ne peut respirer. Il suffo-
»que comme si on l'étrangloit, c'est
»pourquoi quelques - uns ont perdu la

privatur corpus , rabiosa inest cupiditas : spon-
tina sunt lassitudines , singulorum membrorum
species hominem gravitate inusitatâ premit ,
quamtumlibet exigua membra sint. Quin etiam
corpus omnia gravatim fert : non balneis dele-
ctatur , non illuvie : non cibo , non jejunio :
non motu, non quiete. Ab omnibus enim mor-
bus alienus est. Somnus tenuis , vigilia pejor ,
mala sua cogitans : spirandi vehemens difficul-
tas : suffocationes fiunt ac si laqueo strangu-
lentur. Hoc igitur pacto nonnulli vitam perdi-
derunt , inexcitabilem somnum in mortem dor-

»vie, en s'endormant du sommeil de la
»mort.

«Or, des malades semblables qui
»ne les fuiroit pas ? qui n'en auroit
»pas horreur ? pères, enfans, frères,
»il n'est plus de parenté, tant est
»grande la crainte que la maladie ne
»se communique. Aussi a-t-on vû de
»ces malades que leurs amis condui-
»soient sur des montagnes escarpées,
»dans des solitudes profondes; d'au-
»tres y alloient d'eux-mêmes cher-
»chant du soulagement ou de la nour-
»riture pour le reste de leur vie; d'au-
»tres encore s'y laisser mourir, en-
»nuyés de vivre. On dit qu'un d'en-
»tre-eux, abandonné dans un désert,
»ayant apperçu une vipère qui sor-
»toit en rampant d'un trou de terre,
»soit besoin, soit ennui de souffrir,

mientes. Itaque tales quum sint, quis non au-
fugiat ? aut quis non aversetur, licet filius,
aut pater, aut etiam germanus frater sit ? quum
metus est ne morbus communiceretur. Propterea
multi in solitudines & montes, sibi carissimos
abduxerunt : aliqui eorum egestati, quoad vi-
verent subvenientes, aliqui verò minimè, quum
eos vitâ defungi mallent. Fama est, eorum
quemdam, qui in solitudinem expositi erant,
& terræ latebris reptantem viperam intuitum,
aut fame coactum, aut morbi tædio inductum,

»cherchant peut-être à changer son
»mal contre un autre, l'avoit devorée
»toute vive, & n'étoit mort qu'après
»avoir vû pourrir & tomber tous ses
»membres les uns après les autres.
»D'autres prétendent au contraire
»qu'un malade qui avoit vû une vipè-
»re se glisser dans un tonneau plein
»de vin, avoit avalé de ce vin jus-
»qu'à l'ivresse ; qu'après avoir vomi
»le poison & le vin tout ensemble
»(car la vipère étoit morte dans le
»tonneau) il s'étoit ennivré de nou-
»veau, étoit tombé par terre yvre
»mort ; qu'étant ensuite revenu à lui
»comme d'un profond sommeil, il
»avoit vû tomber tout ce qui lui re-

*ut malo malum commutaret, viventem viperam
edisse, neque prius è vitâ migrasse, quam omnia ipsius membra computruerint atque excide-
rint. Alterum præterea ferunt, viperam in mus-
ti dolium irrepsisse conspicatum, quum mustum
ad satietatem ingurgitosset, vomuisse, mul-
tumque veneni simul cum musto rejecisse, quoniam in musto fera extincta fuerat : iterumque
hominem mustum largissimè potasse, vitâ pa-
riter ac morbi finem quærentem. Ut verô satia-
tus juxta inebriatusque fuit, primum quidem
humi prostratus instar morientis jacebat : po-
steà quam deinde gravi sopore experrectus est,
ebrietatemque discussit, imprimis comæ deffuxe-*

»ſtoit de cheveux, ſa peau, ſes doigts,
»ſes ongles ; qu'enfin tous ſes membres
»s'étoient entièrement deſſéchés ; que
»cependant ſon corps n'étant pas to-
»talement dénué de chaleur & de vie,
»la Nature l'avoit pour ainſi dire créé
»de nouveau, comme d'un morceau de
»cire, qu'il lui étoit venu de nouveaux
»cheveux, des ongles, une belle
»peau, ayant quitté la ſienne comme
»un ſerpent, & qu'enfin il étoit reve-
»nu à la vie & à la ſanté avec toutes ſes
»fonctions. Voilà ce que dit cette Hiſtoi-
»re, fauſſe ſans doute, qui cependant
»n'eſt pas incroyable. Il eſt probable
»même qu'un mal puiſſe en guérir un
»autre, & il ne ſeroit ni extraordi-
»naire ni déraiſonnable de penſer que
»la Nature peut ſe renouveller tota-

*runt, præterea digiti & ungues, deinceps om-
nia in ambitu corporis membra contabuerunt.
Quoniam verò adhuc in ſemine facultas erat,
iterum tamquam ab ortu hominem natura veluti
ex cerâ creavit. Alios enim crines enutrivit &
ungues novos & nitidam carnem inſtauravit,
ac vetus corium, ceu ſerpentis ſeneĉtam exuit,
& tanquam alter homo ad vitæ munia revoca-
tus eſt. Ita habet fabula non admodum quidem
vera, neque valde fidem excedens. Malum enim
malo pulſum eſſe, probabile eſt. Naturam verò
ex reſiduâ vita ſcintillâ hominem redintegraſſe,*

»lement des feuls reftes de la moindre
»petite chaleur.

(a) »En général fi les remédes doivent
»être plus forts que les maux qu'ils ont
»à combattre, eh ! qui pourra dompter
»la Lépre, cette monftrueufe maladie.
»Elle n'eft pas dans une feule partie ,
»dans un feul vifcère, elle n'eft ni tout
»à fait au - dehors ni tout à fait au-de-
»dans , mais elle eft toute entière en
»dedans & toute entière au-dehors. (*)

*haud ita à ratione abhorret , ut monftro fimile
effe videatur.* ARET. CAPPAD. de cauf. & fign.
morbor. diuturn. Lib II.

(a) *Morbis , quo diffolvantur , majora effe re-
media opus eft. Sed quænam medela excogitari
poterit , quæ Elephantem tam ingens malum
expugnare digna fit ? Neque enim in parte unâ aut
vifcere uno inhærefcit , neque aut intus dunta-
xat labes occulitur , aut extra prorumpit : fed
& in penetralibus totum hominem occupat , &
exterius totum amplectitur , trifte profecto &
vifu terribile fpectaculum. Fera namque fpecies*

(*) Les Anciens n'avoient pas imaginé la
ridicule diftinction des maladies internes &
externes , diftinction enfantée prefque de nos
jours par l'ignorance ou la mauvaife foi. Les
maladies même de la peau font d'autant plus
maladies internes , qu'elles font plus éloi-
gnées de l'action du cœur & des artères , &
dépendent davantage de l'état du fang.

»Triste & effrayant spectacle ! on croit
»voir une bête sauvage ; son soufle
»seul peut infecter ; & vivre avec de
»semblables malades , c'est vivre au
»milieu de la Peste. Pour guérir un
»tel mal il faut donc tout entrepren-
»dre , réunir remédes , régime , le
»fer & le feu. Ce n'est pas cependant
»chose impossible ; il y auroit espé-
»rance de guérir certainement , si on
»s'y prenoit de bonne heure. Si le mal
»au contraire est à son dernier pério-
»de ; s'il est dans le centre des vis-
»cères ; s'il s'est emparé de toute la
»face, on ne doit plus se flater de gué-
»rir. C'est pourquoi dès le commen-
»cement il faut saigner des deux bras

est. Ac unà cum his vivere, unà cibum capere,
perinde atque in pestilentiâ formidolosum est.
Etenim per inspirationis communionem facilis
infectio est. Quid igitur quispiam , in arte me-
dicâ inveniat , quod hujusce mali dignum reme-
dium contineat ? verum enim vero omnia con-
ferre simul oportet , medicamenta , & victus
rationem , & ferramenta , & ignem. Hæcque
si novo & orienti affectui adhibueris , sanationis
spes affulget : sin ad summum suæ creationis
ascendat , in visceribusque stabilis sedeat , quan-
do & in faciem invadit , tunc de ægri salute spes
omninò abscissa est. Itaque venas in cubito am-

»& des deux pieds le même jour , mais
»en mettant des intervalles fuffifans
»entre les faignées. Cette méthode eft
»plus avantageufe pour tirer plus de
»fang & pour ne pas abbattre trop
»les forces du malade. (*) Dans cette
»maladie il eft néceffaire de tirer très-

*bas incidito , & venas in malleolis eodem die.
Temporis enim interjectio atque feparatio fun-
dendo ubertim fanguini & recreandis viribus
aptior eft. Nam fanguinem fæpe & multum mit-
tere operæ pretium eft , quippe qui vitii hujus
alimentum fit. Exigua verò ipfius pars eft optima , quæ naturæ cibum præbeat. Idcirco quâ ratione pravum inquinatumque detrahatur , atque*

(*) Dans les grandes maladies & furtout
dans les maladies aigues , les Grecs faignoient
des le commencement leur malade , jufqu'à
la fyncope. Aretée ne paroît pas approuver
cette méthode. Il croît qu'on peut tirer beaucoup plus de fang en laiffant quelqu'intervalle
entre les faignées , & il étoit perfuadé que
la Lépre étoit une maladie inflammatoire
pour laquelle il étoit abfolument néceffaire
de les multiplier. Le confeil d'un auffi grand
Médecin doit être d'un grand poids & fans
doute préférable à celui de quelques réfor-
mateurs modernes , peu propres à faire loi
en Médecine , & dont les noms & les ouvrages refteront dans l'oubli qu'ils méritent.

»souvent beaucoup de sang, car c'est
»dans cette humeur que ce mal se nour-
»rit. Moins il en restera, plus il sera fa-
»cile de la corriger & de la rendre pro-
»pre à la nourriture du corps. On
»ne doit point hésiter sur la propor-
»tion du mauvais sang qu'on veut
»tirer, afin de pouvoir en rétablir
»promptement de nouveau qui soit
»bon ; c'est fatiguer & affoiblir la
»maladie que de lui ôter l'aliment
»qui l'entretient, & on changera plus
»facilement la masse qui reste par le
»sang qui se renouvellera & qui sera
»de bonne qualité.

»Les saignées faites suffisamment
»& promptement, on aura recours
»aussi-tôt à une forte (*) purgation.

*interim corpori familiare, ac bonum procreetur,
conjectandum est : quoad alimenti penuriâ morbus prius fatigetur. Novà enim esca applicata
corpori spatio temporis antiquam obscurat atque debilitat. Postea Medicinam sacram non se-*

(*) Dans le texte on trouve *Sacrée*, mais
on sçait que les anciens appelloient *Sacré* tout
ce qui étoit fort : ainsi Arétée dit, que l'E-
pilepsie à été appellée *Sacrée*, parce que quelques-uns la croyoient envoyée à certains hommes criminels par la Lune, d'où est venu

»Il faut encore revenir aux mêmes
»remédes, que l'on recommencera ;
»mais en même-temps il faut donner
»des alimens qui foient auffi remédes ,
»ainfi que nous l'avons dit dans le
»Traité de la Goutte Sciatique. On
»employera le lait pur , le petit-lait ,
»le lait-coupé , & on le donnera en
»très grande quantité pour lâcher le
»ventre. Faites d'abord vomir les ma-
»lades à jeun , & enfuite après avoir

mel propinato : quin omnia fæpius iteranda funt ,
& refumptio & ad priora reditio. Efto & alia
medicamentofa in cibis purgatio : ficut antea de
curatione doloris Coxendicis diximus. Lac enim
promifcuum atque indifc-etum , fed largius ad
alvum molliendam potui detur. Verùm quintam
aqua partem , quo Lac totum dilabatur atque def-
cendat, adjicito. At jejunos primò ad vomitum ce-

---

auffi le nom *de Lunatique* , mais encore pour
plufieurs autres raifons , & à caufe de la gran-
deur de la maladie , ἐὸν γαρ τουτ α ou parce
que les hommes ne la pouvoient guérir , mais
feulement les Dieux ; ou parce que le malade paroît poffédé du Diable , ou par toutes ces raifons réunies le nom de *Sacer mor-*
bus à été donné à l Epilepfie.

    Sacer ignis dans Virgile , feu dévorant ;
l'*Ardent.*

K

»mangé , en leur donnant du fuc de
»Raifort , & il faut avoir recours fou-
»vent à ces remédes & quelquefois
»tous les jours. Au Printemps & en
»Automne , donnez par préférence de
»l'Ellebore & donnez le de deux jours
»l'un , & l'année fuivante recommen-
»cez encore. Si néanmoins la maladie
»augmente , vous donnerez à votre
»malade tout ce qu'on connoîtra de
»meilleur en pareil cas : dans cette
»maladie , il eft bon de donner beau-
»coup de remédes différens , ainfi je
»vais dire tout ce que j'en fçais. Mê-
»lez enfemble un verre de teinture ,
»de Réfine de Cédre , & deux de dé-

*lerius ducito , deinde à cibis iterum , poftea af-
fumptis Raphanis. Frequenter autem atque affi-
duè omnia fiant. Veratrum quolibet tempore ,
fed potius Vere atque Autumno diebus alternis
exhibeto : atque idem in proximum annum re-
petatur. Cæterùm fi morbus invaluerit , pota-
bilia medicamenta , quotquot quis cognoverit ,
potanda præcipiat. Multa enim ac varia adhi-
bere medicamenta eft opera pretium. Atqui &
ego quotquot mihi cognita funt litteris mandabo.
Cedria cyathum unum , Braffica duos mifcens*

Sacra Anchora , dernière reffource, *Sacra
Medicina* , Médecine forte & violente , l'El-
lébore blanc , l'Aloes , &c. *Os Sacrum* , La
grande Vertébre.

»coction de Chou.... un verre de suc de
»Crapaudine (*Syderitidis*) autant de
»Trefle, deux verres de vin & de miel...
»un gros de rapure de dent d'Eléphant
»dans deux verres de vin de Crete.
»On donne encore à boire aux mala-
»des des bouillons de Vipère, & on
»les met en Trochifques ; mais il faut
»avant leur couper la tête & la queue(*)
»à la hauteur de quatre doigts, faire
»cuire le reste jufqu'à ce que les arre-
»tes s'en féparent, faire fécher à l'om-
»bre la chair réduite en Trochifques
»que vous mettrez dans la boiffon du

dato. Aliud. Syderitidis fucci cyathus unus,
Trifolii cyathus unus, vini & mellis cyathi duo.
Aliud. Dentis Elephanti ramentorum drachma
cum vini Cretici cyathis duobus. Quin etiam
Viperarum reptilium, ferarum carnes, & ipfa
in paftillos conformata bibuntur. Oportet au-
tem & caput & caudam ad quatuor digitorum
fpatium præcidere, reliquum ufque eo elixare,
donec fpina feparentur. Carnes verò in paftillos

(*) Les Anciens croyoient que le poifon
étoit dans la queue ; on fçait aujourd'hui qu'il
eft caché fous la dent. On fçait plus, c'eft
qu'avalé avec les alimens il n'eft pas poifon,
mais feulement lorfqu'il eft mêlé avec le fang
immédiatement par la morfure ou par inje-
ction.

»malade comme on y met les Tro-
»chiſques de Scille ; vous pouvez
»même donner la Vipère à manger
»après l'avoir fait cuire & aſſaiſon-
»ner comme du poiſſon ; & ſi vous
»avez facilement de ce reméde & qu'il
»réuſſiſſe, il en faut donner ſouvent
»parce qu'il réunit toutes les indica-
»tions. Il faut enſuite baigner le mala-
»de, & ramolir ſes tumeurs.

»Les Celtes, que nous appellons
»maintenant *Gaulois*, ont un grand nom-
»bre d'autres remédes. Ils font entr'au-
»tres des boules chargées de ſels (&
»d'huile) dont ils ſe ſervent pour la-
»ver leur linge, & qu'ils appellent *du*
»*Savon*. Rien n'eſt plus convenable
»que d'employer ces boules de Savon

redactas in umbrâ frigefacere, qui potioni,
quemadmodum & Squilla, exhibeantur. Ipſa
quoque Vipera in canâ obſonio dentur : quas
coquere & condire, perinde ac piſces, opus eſt.
At ſi medicaminis illius varii ex Viperis com-
poſiti facultas adſit, id pro omnibus, quando
quidem omnia ſimul continet, bibendum eſt.
Præterea corpus detergendum eſt, tumoreſque
calefaciendi. Alia item medicamenta ſunt innu-
mera Celtarum, quos hâc tempeſtate Gallos
vocant, nitroſis quoque illis factitiis globis,
quibus velaminum ſordes expurgant, Saponem-
que vocant, illis, inquam, globis corpus in

»dans le bain pour déterger le corps.

»Le Pourpier & la Joubarbe broyés
»avec du vinaigre conviennent fort.
»On peut se servir avec succès de la
»décoction des racines de Patience
»sauvage, mêlée avec du Souphre na-
»turel. l'Alcyon broyé avec du Nître,
»de la lie de vinaigre brulée , de l'A-
»lun, du Souphre vif , de l'Iris & du
»Poivre , le tout mêlé & dosé ensem-
»ble suivant leur dégré de vertu ,
»produit un reméde fort détersif. On
»se sert de ces différens remédes , mê-
»lés à portion égale , pour frotter tout
»le corps. Pour les tumeurs de la fa-
»ce , on met la cendre de sarment
»avec la graisse de bête fauve , telle
»que Lyon, Panthére , ou bien Ours.

balneo detergere optimum est. Et Portulaca &
Sedum cum aceto bene facit Rumicis etiam ra-
dicum decoctum cum Sulphure ignem non exper-
to , summoperè detergerat. Illud item varium ex
Alcyonio trito, & Nitro, & aceti face combus-
tâ, & Alumine fisso & Sulphure vivo & cocto,
& Iride & Pipere. Forsitan autem omnia pro
singulorum viribus miscenda sunt. Aliquibus
verò & hoc æquis portionibus compositum ins-
pergentes perfricabimus. Faciei tumoribus ,
sarmentorum cinerem alicui ferarum adipi ad-
miscens illinito , Leonis videlicet aut Panthe-
ra , aut Ursi : sin his careas , Chenalopecis.

»Si l'on manquoit des graisses de ces
»animaux, on y en substitueroit qui
»fussent à peu près semblables ; par
»exemple celle du Singe qui appro-
»che le plus de l'homme, & lui est
»d'un grand usage. Plus, prenez de la
»Gomme Ammoniac, dissoute dans du
»vinaigre, du suc de Plantain, du Sang
»de Dragon (herbe) *de l'Hypociste*
»*& du Lycium.* (*) Si les chairs
»deviennent livides, il faut les scari-
»fier jusqu'au vif ; mais si vous vou-

Simile enim in dissimili, quemadmodum Simia
homini, mirificè prodest. Item Ammoniaca Gut-
ta cum aceto, ex Plantaginis aut Sanguinalis
herba succo, & Hypocistis, & Lycium. Si
carnes liveant, prius, quò locus succulentus
reddatur, scarificandus est. At si ab acribus

(*) Les sentimens des modernes sur *le*
Lycium sont partagés. Dioscoride en fait mention de deux espéces. L'un provient d'une
plante qui croit en Gréce, & c'est le *Lycium*
dont parle Aretée ; l'autre se tire d'une plante
des Indes, qui est une espéce d'*Acacia.* On
croît communément que le *Lycium* des Bou-
tiques est fait avec les baïes du *Periclimenum*
ou *Chévrefeuille* ; d'autres pensent qu'il est
préparé avec le fruit du *Ligustrum* ou avec
les Prunes sauvages.

»lez calmer les parties ulcèrées , &
»irritées par des humeurs âcres , il
»faudra employer un détersif beau-
»coup plus doux , fait avec la déco-
»ction de crême d'Orge & de Fænugréc,
»ou avec de l'huile rosat ou de Len-
»tisque. Il faut encore laver souvent
»toute l'habitude du corps , afin de le
»purger des humeurs âcres & séreuses
»dont il est rempli. Les alimens doi-
»vent être sains , de bon suc , faciles
»a digérer ; le régime doit être sim-
»ple & réglé. Il faut qu'il y ait de
»la proportion entre la veille & le
»sommeil ; choisir un lieu propre pour
»la promenade ; ne pas négliger les
»exercices , les courses , les différens
»mouvemens du corps , qu'il faut pro-
»curer par le jet de la pierre & au-
»tres jeux. Il faut en tout éviter la

fluxionibas exulceratas partes lenire volueris ,
Fænigræci aut Hordei cremoris decoctum molle
abstersorium est : item ex oleis Rosaceum , aut
Lentiscinum. Assidua vero lotiones & ad corpo-
ris madefactionem , & ad noxiarum humidi-
tatum difflationem mirè proficiunt. Esca mun-
da esto , boni succi creatrix , concoctu facilis,
simplex & victûs ratio prorsus rectè instituta
sit in somno & vigiliâ , in ambulationibus &
locis deligendis. Exercitationes adhibeantur ,
cursus , conversiones corporis , pera aut sacculi

»lassitude & ne rien faire qu'avec mo-
»dération, il ne faut pas même né-
»gliger l'exercice de la voix. Les ha-
»bits doivent être propres, non-seu-
»lement comme agréables à la vue,
»mais parce que la malpropreté irrite
»la peau. Les malades boiront du vin
»d'Absinthe à jeun. On sçait combien
»est salutaire le pain d'Orge, quelque
»peu de salé à propos, des Mauves,
»des Choux à demi cuits avec du Cu-
»min, des racines de Panais, & du
»Gruau avec du vin & du miel, & les
»autres alimens qui lâchent le ventre,
»des bouillons de Grenouilles, des
»Huitres, des Escargots; & parmi les
»poissons préférer les coquillages.
»Entre les animaux terrestres, le gi-

*jactus. Omnia hæc citra lassitudinem aptè &
congruenter intendantur. Esto & vocis emissio,
spiritûs opportuna exercitatio. Vestis esto mun-
da, non modo ut aspectu jucunda sit, sed quoniam etiam sordida cuti mordacia sunt. Jejuni
Absinthite vinum potent. Oppidò quam utilis
est & panis ex hordeo, & salsamentum tempes-
tivum, & exiguum quid Malvarum, aut Brassi-
cæ semicoctum, cum Cumini liquamine. In cæ-
nâ Staphylini radix apponatur, & Alica, cum
vino & melle antiquo mixtis: & marina quotquot ventrem subducunt. Tellinorum juscula,
Ostrea, Erinacei, & ex piscibus saxatiles. Ex*

»bier, le Liévre, ou le jeune Sanglier;
»entre les oiseaux, les Perdrix, les
»Ramiers, les Pigeons, & les autres
»oiseaux qui se trouveront les meil-
»leurs dans le pays; parmi les fruits
»on choisira les fruits rouges, les vins
»les plus doux seront préférés aux
»vins trop forts, les bains chauds
»naturels ou Thermales sont les plus
»salutaires. Il faudroit passer sa vie
»dans l'eau. Les voyages sur mer sont
»aussi fort avantageux. Lorsqu'on pur-
»ge le malade, il faut toujours em-
»ployer de l'Ellebore, le blanc pur-
»ge par en haut, l'Ellebore noir pur-
»ge par le bas. Bien plus l'Ellebore
»blanc non-seulement excite le vo-
»missement, mais il purge encore
»plus que tous les autres purgatifs

*terrestribus feræ, Lepus aut Sus : inter aves,
Perdices omnes, Palumbes, Columbi, & quæcumque optima in illâ regione inveniuntur.
Inter fructus arboreos admittantur horæi. Vina
dulcia vinosis meliora. Balnea juvant sponte
calida sulphurosa. Vita in aquis diu ducenda est:
& mare & navigatio conveniunt. Præterea per
Veratrum purgationes fiant : album quidem su-
periorem ventrem, atrum verò, inferiorem
purgat. Quin & album Veratrum non vomitum
tantum molitur, sed etiam omnium simul pur-
gantium medicamentorum efficacissimum est, nam*

»enfemble , non par la variété & la
»quantité des excrémens qu'il fait
»rendre (le *Cholera Morbus* en fait
»autant) non qu'il excite plus violem-
»ment le vomiffement , (la mer & le
»mal de cœur font plus efficaces)
»mais parce qu'il a une vertu plus
»puiffante , & qu'il ne peut jamais
»faire mal , puifqu'il rend la fanté aux
»malades après de legers efforts & une
»évacuation douce. C'eft d'ailleurs
»l'unique reméde des maladies an-
»ciennes & opiniâtres , & les autres
»remédes lui font fort inférieurs ; car
»l'Ellebore blanc à toute l'activité du
»feu. Ce que le feu fait à l'extérieur ,
»l'Ellebore le procure beaucoup mieux
»en parcourant l'intérieur , puifqu'il

multitudine & varietate excrementorum : (id
enim & affectus ille qui Cholera dicitur , præ-
ftare folet) non diftentionibus & violentiâ in
vomendo , (ad hoc enim & naufea & mare
validiora funt) ; fed potentiâ & qualitate non
vitiofâ. Quippe quæ laborantibus fanitatem red-
dit per exiguam purgationem , & modicam in-
tentionem. Vetuftorum præterea morborum om-
nium firmis radicibus inhærentium , fi cuncta
alia medicamina viribus inferiora fint , id uni-
cum remedium eft. Siquidem igni Facultate per-
fimile eft album Veratrum : & quod ignis exu-
rens facit , eo plus Veratrum interius difcurens

»rend la respiration plus facile, re-
»donne au visage pâle sa couleur fleu-
»rie, & rétablit l'embonpoint aux
»corps émaciés (*a*).

Je crains qu'on ne trouve ce détail
de la Lépre trop long : mais on ne
le jugera pas déplacé. Les détails des
Maladies instruisent à proportion qu'ils
sont plus exacts & plus étendus. D'ailleurs extraire un Auteur du mérite
d'Aretée, c'eût été le mutiler. L'Histoire de la Lépre est d'autant plus in-
téressante que plusieurs Auteurs de
réputation croyent qu'elle a été rem-
placée par le mal vénérien auquel ils
pensent qu'elle ressemble beaucoup
par la cause & par les simptômes. Double erreur. On peut dire seulement

operatur : videlicet facilem spirationem ex di-
fficili, ex pallido colore floridum, & ex macie
corpulentiam.

   Aret. Cappad. de curat. morbor. diuturn.
   Lib. 11.

(*a*) L'Antimoine a remplacé parmi nous
l'Ellebore des Anciens ; & quoiqu'en disent
quelques Critiques ignorans ou superficiels,
les remédes des Anciens, qu'on prétend si simples, étoient beaucoup plus violens que les
nôtres, témoins l'*Elaterium*, l'Ellebore blanc,
la Coloquinthe, &c.... qu'on à presque aban-
donnés.

K vj

que depuis la Lépre , aucune maladie
n'a été auffi généralement répandue
que le mal vénérien. Mais nous
croyons qu'il y a eu un affés grand
intervalle entre la ceffation de la Lépre & la découverte du nouveau monde. Auroit-on eu le temps d'ufurper
les biens , d'envahir les maifons qu'occupoient les Lépreux , & dans les
commencemens furtout où cette maladie étoit dans toute fon activité &
accompagnée d'accidens, qui caufoient
beaucoup de terreur. Ne les auroit-on
pas fait remplir tout de fuite par les
Vérolés , qui depuis ce temps & actuellement encore, n'ont pas un feul
azile réfervé pour eux.

Quoiqu'il en foit, il eft peu de maladies qui différent autant entre-elles
que la Lépre & le mal vénérien (*b*).
La Lépre venoit d'Egypte où elle eft
Endémique , c'eft-à-dire propre &
particulière aux habitans du Pays :
le mal vénérien nous vient de l'Amérique ; on en eft redevable à la découverte de Chriftophe Colomb. C'étoit
d'abord par le vifage que la Lépre fe
manifeftoit : le mal vénérien s'en éloi-

____

(*b*) J'ai emprunté la plus grande partie de
ce parallelle du Traité de M. Aftruc.

gne beaucoup , & c'eſt avec raiſon
qu'on l'appelle auſſi *Maladie ſecrette*. La
Lépre étoit ſi contagieuſe qu'on for-
çoit les lépreux d'avertir les paſſans
de s'éloigner ; ils abandonnoient les
Villes , les Villages , & ſe retiroient
dans les ſolitudes les plus reculées, ou
dans les habitations qui leur étoient
deſtinées : on vit , on commerce ,
& bien ſouvent ſans le ſçavoir , avec
ceux qui ſont infectés de la maladie
vénérienne ; & tant qu'il ne ſe paſſe
rien de plus immédiat avec eux ,
on les connoît ſans danger. Les Lépreux où Ladres étoient inſenſibles :
les douleurs les plus vives , principalement les douleurs nocturnes ca-
ractèriſent le mal vénérien & aver-
tiſſent de ſon exiſtence , quelquefois
équivoque. Les Lépreux étoient in-
continens & laſcifs juſqu'à l'impuden-
ce : tant que les vérolés ſont malades , ils ont les femmes en horreur.
La Lépre confirmée étoit impoſſible
à guérir , c'étoit un Cancer univerſel :
quelqu'invétérée que ſoit la maladie
vénérienne , & quelques graves que
ſoient les accidens qui l'accompagnent,
au moins on la pallie , on en arrête

les progrès , & plus souvent on par-
vient à la guérir avec du temps , du
sçavoir & de l'expérience. La Lépre
s'attachoit principalement aux hommes (c) : le mal vénérien exerce son
empire plus rigoureusement sur les
femmes , & elles sont plus difficiles à
guérir. Les remédes mercuriels réussi-
ssent presque tous , plus ou moins suivant l'habileté de ceux qui les em-
ployent , dans le traitement des maladies vénériennes : on prétend qu'ils
irritoient la Lépre. La peau des Lépreux étoit rude & raboteuse au toucher : les Vérolés ont la peau lisse &
polie. Enfin la Lépre est entièrement
cessée : le mal vénérien dure encore ;
& quoiqu'il soit en apparence accompagné d'accidens moins fâcheux que
ceux qui ont été observés dans les
commencemens , il n'en est pas moins
redoutable. On ne voit point , il est
vrai , de membre se détacher du corps,
de nez tomber, d'yeux se pourrir.......
Mais le virus vénérien en se compli-
quant avec les autres maladies aux-
quelles il se mêle, les masque , les

(c) *Nec sensere id malum fœminæ.* Plin.
Natur. Hist. Lib. **XXVI.** Sect. **III.**

complique & les rend plus rebelles
aux remédes qui leur conviennent. Les
Nodofites skirreufes , les Ecrouelles ,
les tumeurs & ulcères chancreux , les
maladies du fexe , les écoulemens di-
vers , les carnofités de l'Urethre &
de la Veffie , les maladies de la peau ,
les obftructions...... font plus fréquentes & plus opiniâtres. Ajoutons encore
à ce contrafte évident, que par horreur
pour la Lépre , on s'éloignoit des Lépreux, au point de n'en pas même tenter le traitement ; tandis qu'on re-
doute trop peu le mal vénérien. Loin
de prendre contre lui de juftes mefu-
res pour en arrêter la contagion , on
voit , on fçait comme il fe gagne , on
tolére , j'ai prefque dit , on autorife ,
on protége les lieux infâmes où il fe
commerce ouvertement. Mais pour ne
parler que de ce qui nous regarde ;
dans la pratique de notre profeffion
dont fe mêlent tant de perfonnes , &
que fi peu connoiffent , on traite le
mal vénérien trop fuperficiellement.
Dans les préliminaires , (*d*) quelques
injections toujours perfides ; dans le

(*d*) La plupart de ces maladies ne viennent
que des Gonorrhées négligées ou mal traitées.

progrès, quelques tifannes des bois,
qui n'obligent à aucun régime défa-
gréable ; enfuite quelques pilulles en
fe mettant au lit ; ou fi le mal réfifte,
du mercure par extinction, trop peu
de temps adminiftré, fans régime &
en plein air, ou pour plus grande
commodité quelques gouttes d'Efprits
ardens, chargés de petites parcelles
de mercure dans des infufions thei-
formes & toujours fans le moindre af-
fujetiffement, & tout eft dit. On appelle cela traiter la maladie vénérienne. N'eft-ce pas plutôt l'immorta-
lifer ? Que font devenues les 19000 Léproferies, qui, au rapport de Mathieu Paris, étoient en Europe ? cependant outre le mal vénérien qui n'a
que peu ou point d'azile, l'Epilepfie,
la Rage, la Galle, ces maladies fi con-
tagieufes & fi redoutables n'ont aucune retraite qui leur foit affignée.

Nous demandons grace pour cette
petite fortie, qui a prefque l'air d'une
invective, & on doit nous la pardon-
ner, pour peu qu'on faffe attention
que nous fommes maintenant occupés des Annales & du Régne d'un des
plus grands Princes de l'Augufte Mai-

son qui nous gouverne avec tant de douceur, Prince qui malgré les malheurs attachés aux Croisades, dont il fut constamment l'Apôtre & le Martyr ne cessa jamais de s'occuper du bonheur de ses Sujets. S. Louis, dans ses momens de délassement, rendoit en personne la justice à son peuple, fondoit des Hôpitaux, visitoit souvent les malades à l'Hôtel-Dieu de Paris, à celui de Vernon, de Compiégne..... Le Saint Roi ne se contentoit pas de visiter' les malades, il se mettoit sur leur lit, les soignoit, pansoit leurs playes. On l'a vû à l'Hôtel-Dieu de Paris, assis sur le lit d'un malade, qui avoit le *Mal Saint Eloy*, en deux endroits au visage. Le Roi lui peloit une poire, il lui mettoit les morçeaux dans la bouche, sans être dégouté du pus qui sortoit des playes & qui couloit sur ses mains. Tous les jours, Messe entendue, S. Louis faisoit appeller ses malades des Ecrouelles & les touchoit. Nous ne changeons rien aux termes, mais le mot de toucher, & toucher tous les jours, ne signifieroit-il pas panser ? Un Roi aussi rempli des sentimens d'humanité, de Charité Chrétienne, de toutes les vertus, & en même-temps aussi sçavant & aussi éclairé que S. Louis, n'ignoroit pas que les Patriarches, les Princes du Peuple Juif, les Grands, les Rois de la terre, images de la Divinité, devoient continuellement veiller sur ceux qu'ils gouvernoient, pourvoir à leurs besoins, les instruire, les soigner même dans leurs plus grandes nécessités & remédier à leurs maux. C'étoit une raison d'exclusion du commandement & de la Couronne, lorsqu'on n'avoit aucune connoissance des maladies & de leurs remédes. *Ne me faites point votre Roi, je ne suis point Médecin* (*).

Les Arabes, les seuls peuples qui ont toujours conservé & conservent encore quelque ressemblance avec les premiers peuples de la terre, vivant par Tribus, allant par Caravannes, campant sous des tentes, ont toujours eu des Chefs qui étoient aussi leurs Médecins. On a vû dans l'antiquité des Rois d'Orient, des Empereurs Romains prétendre avoir des connois-

(*) Isaïe, Chap. III. vers. 7.

sances en Médecine , & je croirois
volontiers que par ces raisons ou par
simple humilité Chrétienne & par piété, ne voyant dans les malades que
les membres de Jésus-Christ, S. Louis
s'occupoit très-soigneusement des maladies de ses sujets. Un de ses Historiens entre dans un assés grand détail des visites fréquentes que le Roi
rendoit à l'Abbaye de Royaumont,
qu'il avoit fondée , & où il se plai-
soit fort ; (*e*) » il y voyoit les Frères
» malades , les consoloit, demandoit
» à chacun de quelle maladie il étoit
» malade ; il touchoit à aucuns le pouls,
» même quand ils suoient ; il appelloit
» ses Physiciens qui étoient avec lui ,

(*e*) Cet endroit ainsi que tout ce que nous
disons de Saint Louis est tiré de la belle Edition *in-folio*, de l'*Histoire de S. Louis*, *par
Jehan Sire de Joinville ; des Annales de son
Régne , par Guillaume de Nangis ; de sa vie
& ses miracles , par le Confesseur de la Reine
Marguerite. Le tout publié d'après les Manuscrits de la Bibliothéque Royale , & accompagné d'un Glossaire. A Paris , de l'Imprimerie
Royale ,* 1761.

Nous n'avons changé dans le texte que les
mots Gaulois & inintelligibles , mais la tour-
nure est la même.

»& faifoit tant qu'ils voyoient en fa
»préfence les urines (*f*) des moines
»malades, & leur donnoient les Phy-
»ficiens confeils comme ils fe devoient

(*f*) Sur ce paffage tiré de la vie de Saint
Louis, *page 350*, on doit obferver deux cho-
fes, principalement ; 1°. Que le Roi étoit
obligé d'ufer de fon autorité, pour engager
les Médecins a voir les urines des malades ;
2°. Qu'il confultoit avec les Médecins & leur
propofoit tel ou tel autre reméde qu'il avoit
foin de faire porter à fa fuite , il difoit : *no-*
tre Electuaire, tel ou tel autre de nos remédes,
&c. Il ne faut pas conclure de la première
obfervation, que les Médecins négligeaffent
abfolument de regarder les urines des malades, mais ils ne penfoient pas qu'il n'y eût que
cette feule attention à avoir auprès des malades ; ce que fans doute faifoient alors & ce
que font encore de nos jours des Charlatans ou
Batteleurs plus occupés de féduire & de dup-
per le peuple ignorant & crédule, que de le
guérir. Je tire cette preuve non-feulement du
bon fens & des Ouvrages des grands Médecins de l'antiquité, qui ont toujours fervi de
guide aux vrais Médecins, qui les ont fuivis de
fiécle en fiécle, mais encore du fçavant Glo-
ffaire qui eft à la fin de la même Hiftoire de S.
Louis

Li prud-homme li ancien
Ont leans un Fuficien
Qui tant pareft de franche orine
Qu'il garift fans voir urine.

»gouverner en leur maladie. Et difoit
»fouvent le Roi , notre Electuaire, tel
»ou tel autre de nos remédes feroient
»bons à ce malade , & leur commandoit
»& leur faifoit adminiftrer de fa cuifine
»& de fes autres Offices ce qui leur
»convenoit fuffifamment, & à ces cho-
»fes faire , il avoit peu de gens avec
»lui, feulement l'Abbé , fes Phyficiens
»& fes Sécretaires............. Ceux qui
»étoient les plus malades le Roi les
»vifitoit plus foigneufement & plus
»haftivement , alloit à leur lit , les
»touchoit, même les mains des mala-
»des & les lieux de la maladie ; &
»quand la maladie étoit plus griéve ,
»ou Apoftême ou autre mal , tant plus

Ce qui fignifie que les premières perfonnes
de l'Etat avoient chez-elles un habile Médecin & de bonne Doctrine , qui guériffoit fans
s'amufer à la ftupide étude & contemplation
des urines , & qui ne regardoit les fignes tirés
des urines que comme ceux qui font tirés du
pouls , de la langue , du vifage , de l'infpe-
ction du fang , des excréments , des différentes éruptions cutanées , de l'odeur du corps , de
la fueur , &c. tous fignes équivoques , ifolés
les uns des autres , n'opérant certitude que par
leur réunion.

»volontiers les touchoit . . . .
»Et en l'Abbaye de Royaumont vi-
»voit un Moine qui avoit nom *Frère*
»*Legier*, & étoit Diacre en l'Ordre,
»qui étoit *Mezel*, (*g*) & étoit en une
»maison séparée des autres, qui étoit
»si dégoutant & si abominable, que
»pour la grande maladie, les yeux
»étoient si gatés, qu'il n'y voyoit gou-
»te & avoit perdu le nez, & les lé-
»vres étoient fendues & grosses, &
»les pertuis des yeux étoient rouges
»& hideux à voir & doncques com-
»me li benoît Roi, fut venu un jour
»de Dimanche, environ la Saint Re-
»my . . . . & alla à l'infir-
»merie, à la maison où le Moine de-
»meuroit ainsi Mezel, & quand il y
»voulut aller il commanda à un de ses
»Huissiers, qu'il fît retirer ceux qui
»étoient avec lui, & ainsi il prit l'Ab-
»bé de Royaumont & lui dit qu'il vou-
»loit aller au lieu ou demeuroit le dit
»Mesiax qu'il avoit autrefois vû, & le
»vouloit visiter ; & après l'Abbé alla

(*g*) *Mezel*, *Mezeau*, *Mesiax*, Lépreux,
Ladre, du mot Latin *Miser*, *Misellus*, Malheureux, Misérable.

»devant , & le benoît Roi après , &
»entra au lieu où étoit le malade , &
»le trouvèrent mangeant à une table
»qui étoit affés courte , & mangeoit
»chair de Porc , car c'étoit la coutu-
»me des Mefiax en l'Abbaye qu'ils
»mangeaffent de la chair ; & le Saint
»Roi falua le malade & lui demanda
»comment il étoit , & s'agenouilla de-
»vant lui , & alors commença à tran-
»cher à genouil, & trancha devant lui
»la chair avec un couteau qu'il trou-
»va ; & quand il eut coupé la vian-
»de par morceaux , il mettoit ces mor-
»ceaux dans la bouche du malade
»qui les recevoit de la main du benoît
»Roi & les mangeoit ; & par fin, quand
»le Saint Roi fut ainfi à genouil de-
»vant ledit Mezel & l'Abbé auffi à ge-
»nouil pour la révérence du S. Roi,
»de laquelle chofe ledit Abbé cepen-
»dant avoit affés d'horreur , & le be-
»noît Roi demanda au Mezel fi il
»vouloit manger des Gelines & des
»Perdrix , & il dit , oui. Lors le S.
»Roi fit appeller un de fes Huiffiers
»par un Moine qui étoit garde du ma-
»lade , & lui commanda qu'il fît ap-
»porter des Gelines & des Perdrix

»de la cuisine qui étoit assés loing de
»ce lieu, & tout le temps que ledit
»Huissier mit à aller & venir de la
»cuisine pour apporter deux Gelines
»& trois Perdrix roties, le Roi fut
»toujours à genoux devant le mala-
»de & l'Abbé aussi avec lui, & le Roi
»demanda au Mezel duquel il vouloit
»manger le premier, ou des Gelines
»ou des Perdrix, & il répondit des
»Perdrix, & le Roi lui demanda à
»quelle saveur, & il répondit qu'il
»vouloit les manger au sel, & alors
»il lui trancha une aîle de Perdrix &
»saloit les morceaux, & puis les met-
»toit dans la bouche du malade : mais
»parce que les lévres du malade étoient
»fendues, il saignoit, parce que le
»sel lui entroit dans les lévres, le sel
»lui faisoit mal & faisoit suppurer les
»lévres, & le pus couloit le long du
»menton, pourquoi le malade disoit
»que le sel le blessoit trop. Et aussitôt
»après le bien-heureux Roi mettoit
»les morceaux en sel pour prendre
»saveur, mais il tordoit les morceaux
»des grains de sel, pour qu'ils n'en-
»trassent dans les crevasses des lévres
»du malade.......... & après le Roi
lui

»lui demanda s'il vouloit boire ; le
»malade dit que oui. Et il dit quel
»vin il avoit ; & le malade répondit,
»bon. Et lors le Roi prit la tasse & le
»pot de vin, versa du vin & mit la
»tasse de ses propres mains à la bou-
»che du malade & l'abbreuva. . . . .
»Le Roi visitoit souvent le dit malade
»& il disoit souvent à ses Chevaliers,
»*allons visiter notre malade. . . . .*
»& il y avoit dans sa même Abbaye
»un autre Lépreux que le Roi visitoit
»aussi «.

De toute cette Histoire il est évident que la Lépre étoit encore dans
une grande activité sous le Régne
de Saint Louis. On voit les mêmes
symptômes décrits ci - dessus par
Aretée. On voit aussi qu'on ne leur
faisoit aucune espéce de traitement.
Si le Roi menoit ses Médecins à l'in-
firmerie des Moines, les consultoit,
leur proposoit des remédes ; il ne les
menoit point chez les Lépreux ; il n'y
alloit qu'avec l'Abbé ; il sçavoit l'horreur (*h*) que tout le monde avoit

(*h*) Saint Louis demandoit un jour au Sire
de Joinville , Sénéchal , lequel aimeriez-vous
mieux ou que vous fussiez meziau, ou que

L

pour la Lépre. Mais à son égard, loin d'éviter les occasions d'en voir, il les recherchoit. Les Historiens rapportent qu'il alloit souvent à Saint Lazare de Paris, qui pour lors s'appelloit vulgairement *Saint Ladre*, (*i*) parce qu'il y avoit une fort-grande maladrerie ou étoient renfermés les Lépreux. Il s'agenouilloit devant - eux assemblés, & leur demandoit humblement & dévotement qu'ils priassent Dieu pour lui.

Dans un Livre destiné à instruire des Médecins nous observerons encore que lors de la première croisade (*k*)

vous eussiez fait un péché mortel ? Joinville qui oncques ne lui mentit, lui répondit qu'il aimeroit mieux en avoir fait trente, que être meziau. Le lendemain lorsque le Roi fut seul avec le Sénéchal, il le reprit fortement & lui dit, vous dites comme hatif-muzard (franc étourdi) & moi je prétens que nulle si laide mezelerie n'est comme d'être en péché mortel. Quand l'homme meurt, il est gari de la mezelerie du corps. Je vous prie, aimez mieux que tout méchef de mezelerie ou de toute autre maladie arrive au corps, que ce que le péché mortel vienne à l'ame de vous. *Même Histoire page 6.*

(*i*) *Idem, page 325.*
(*k*) *Idem, page 324.*

Saint Louis fut attaqué du Scorbut,
ainsi que la plus grande partie de son
Armée. Les dents lui lochoient, sa
peau étoit couverte de taches, il avoit
le flux de ventre dysenterique très-
fort & étoit si maigre que les os de
l'épine du dos sembloient pointus. Il
étoit si foible qu'il falloit qu'un de ses
Officiers le portât à toutes ses nécessités. Joinville, témoin oculaire, en
parlant du Scorbut dont il fut aussi
attaqué, » nous vint, dit-il la maladie
»de l'Ost, qui étoit telle que la chair
»de nos jambes séchoit & étoit tave-
»lée de noir & de terre, & à nous qui
»avions telle maladie venoit chair
»pourrie aux gencives, & nul n'échap-
»poit. Le signe de la mort étoit tel
»que là où le nez saignoit, il falloit
»mourir (*l*) «. Un peu plus bas le
même Historien rapporte que » tant
»de chair morte venoit aux gencives
»à notre gent, que il falloit que bar-
»biers otassent la chair morte pour
»qu'ils pussent mâcher & avaler aval....
»grand pitié étoit d'ouir les gens breai-
»re à qui l'on coupoit la chair morte,

(*l*) Je n'ai jamais vû de Scorbutique guérir d'une violente hémorragie.

»& breaient comme femmes en tra-
»vail d'enfant «.

C'eſt donc mal à propos que pluſieurs Médecins croyent le Scorbut
une maladie nouvelle , connue ſeulement depuis trois ſiécles , & une
maladie Endémique , particulière aux
Habitans voiſins des Mers du Nord.
Le Scorbut étoit connu des Grecs &
des Romains. L'Armée que Germa-
nicus avoit menée au-delà du Rhin fut
infeſtée du Scorbut. C'eſt ſans doute du
mot Latin *Oſcedo* dont il eſt parlé dans
Marcel , Médecin Gaulois, que dérive
le nom de maladie de *l'Oſt* dont parle
Joinville. On voit encore par le paſſage tiré de cet Hiſtorien , que le climat
de l'Afrique étoit ſujet au Scorbut &
nous ſçavons de bonne part que pluſieurs Iſles de l'Amérique & , ſingulié-
rement la Guadeloupe , ſont remplies
de Scorbutiques fort difficiles à guérir. Rien n'eſt moins étonnant. Le Scorbut vient ou de l'apauvriſſement ou
de la corruption du ſang. Comment
des hommes qui vivent ſous un Ciel
brûlant pourroient-ils échapper à cette
maladie ? En général les enfants & les
vieillards y ſont ſujets. Les priſonniers

les matelots, les soldats, les hommes renfermés dans un air qui n'est pas souvent renouvellé, en sont les plus malades, parce que leur sang est tout à la fois & corrompu & dans l'apauvrissement. Un des plus surs remédes est le changement d'air ; aussi toute l'Armée de Saint Louis auroit entièrement péri, si peu après ses malheurs (*m*) & sa défaite, ce qu'il en restoit ne fut revenu en France.

L'Histoire nomme trois Médecins sous le Régne de Saint Louis. Les autres étoient connus par le nom générique de *Physiciens*. Ces trois Médecins sont Robert de Douay, Roger de Provins, & Dudes *ou* Dudon, & ils paroissent avoir suivi le Roi dans ses pénibles Campagnes.

(*m*) Saint Louis mourut en 1270, temps de sa seconde Croisade, d'un flux de sang Epidémique & dysenterique. Son courage étoit beaucoup au-dessus de ses forces ; sa grande ame soutenoit la foiblesse de son corps. Il étoit d'un tempéramment très-délicat. Il avoit eu en 1244 à Pontoise une fiévre putride maligne, qui s'étoit d'abord masquée sous le caractère d'une fiévre double tierce, & qui fut accompagnée de dysenterie. Ce fut dans cette maladie qu'il fit veu de se croiser. A son premier voyage d'Outremer il avoit eu le Scorbut & le flux de ventre. L iij

Robert de Douay vivoit vers l'an 1250. Il contribua beaucoup à la fondation du Collége des Théologiens, faite par Robert de Sorbonne, en leur donnant le prix d'une maison qu'il avoit dans le quartier du Palais des Thermes (derrière l'Hôtel de Clugny) & ce fut principalement à sa recommandation que Saint Louis augmenta cette fondation. Robert de Douay étoit Médecin du Roi & de la Reine Marguerite sa femme, Chanoine de Senlis, & peut etre aussi de Saint Quentin. Ce qui me le fait croire c'est qu'il laissa à cette Eglise 100 liv. pour fonder un *Obit*, & acheter huit muids de froment, qui se distribueroient chaque année, le 20 Mai, jour de son Anniversaire.

Roger *ou* Robert de Provins étoit Médecin & Chapelain de S. Louis, Chanoine de Paris, Chanoine & Chancelier du Chapitre de S. Quentin. Outre 100 liv. tournois que ce Médecin laissa au Chapitre de S. Quentin pour la fondation d'un Anniversaire, il donna aussi à cette Eglise deux Calices d'Argent doré, du poids de quatre marcs, une once, poids de Paris. Il donna de plus des

Reliques de la Couronne d'Epines de Notre Seigneur, des Reliques de S. Jean-Baptiste & de Sainte Marie-Magdeleine, dans un vafe doré, le tout muni de piéces authentiques.

Suivant Guillaume de Chartres, au 38ᵉ miracle (*n*) de Saint Louis, Dudes, Chanoine de Paris, Phyficien & Clerc du Roi, qui ne l'avoit quitté ni dans fa maladie ni à fa mort, de retour avec le Roi Philippe, peu de temps après la fépulture du Saint Roi, tomba malade très-dangéreufement. Il étoit à Saint Germain en Laye à la fuite du Roi, qui le fit tranfporter à Paris avec beaucoup de peine. » il ap-

(*n*) Les miracles de Saint Louis font au nombre de plus de foixante. Le premier eft accompagné d'une circonftance qui mérite toute l'attention des Phyficiens. Une jeune fillete de trois ans & demi puifoit de l'eau fur le bord d'un ruiffeau qui paffoit dans la Ville de S. Denis. Le pied lui manqua & le courant l'emporta fort loin. Les voifins la retirèrent à demi morte & la mirent toute nue dans de l'eau bien chaude. La mère s'écria auffi-tôt, en la recommandant à la Sainte Vierge & au bien-heureux Saint Louis, » Saint Louis, rends moi ma fille, & je la contrepeferai de froment « & la pucelette guérit. Le bain chaud devroit être employé en pareil cas.

»pella les Physiciens à son conseil &
»avis qui trovèrent par sa disposition
»& par les signes, qu'il étoit en fiévre
»ague & continue ; car ses urines
»étoient trop teintes & grosses & trou-
»bles, ne signes de digestion n'apa-
»roient pas en eles en secont jour, ne
»en tiers, & ledit Mestre Dudes par-
»loit aucune fois choses étranges &
»vaines & se doutèrent les Physiciens
»du ravissement de la matière, & que
»ele ne montat au cervel, & il & les
Physiciens se desespéroient de lui-
»même, & le jour de Mecredi en sui-
»vant le 4 de sa maladie, il n'aparoi-
»ssoit aucun signe de digestion. Pen-
»dant la nuit, sentant une douleur de
»tête insupportable, il commenca à
»invoquer du meilleur de son cœur le
»bien-heureux Roi, en disant, ah
»mon Roi & mon maître, j'ai été à
»votre service, je crois que vous êtes
»saint : *Ah Domine Rex, ego fui Cleri-*
»*cus vester, & credo vos esse sanctum.* In-
»tercédés pour moi & je veillerai
»une nuit à votre tombel. Aussi-tôt
»il fut guari«. Et le matin il fit ce recit
au Sieur Guillaume de Chartres qui
finit l'histoire de ce miracle par une

réflexion vraye & fort fenfée » & Du-
»des étant Médecin , il fçavoit bien
»qu'une grande fiévre ague & conti-
»nue ne pourroit être guerie le 4 (fi
»ce n'eft) par forte roideur ou par
»fueur.

D'après le détail de ce miracle , on
voit aifément que les Médecins fui-
voient la Doctrine d'Hippocrate & celle de Galien. Ils étoient obfervateurs,
connoiffoient les jours critiques , ju-
geoient avec raifon que dans une fiévre aigue , les urines étant encore fort
teintes , n'y ayant aucun figne de
digeftion ou coction , il falloit en conclure que le malade n'étoit encore
que dans les premiers jours de la maladie. Par le délire du malade ils foup-
çonnoient que l'humeur de la maladie
étoit déplacée & montée au cerveau ,
ce qui étoit fort dangéreux. Enfin ils
ne penfoient pas que la maladie put
être terminée le 4 , & ils étoient per-
fuadés que la guérifon étoit miracu-
leufe , arrivée dans le fort de la maladie. C'eft une des conditions néceffaires pour la validité d'un miracle qu'il
n'arrive jamais dans une maladie aigue
au temps du déclin , parce qu'alors il

faut que le malade soit entièrement guéri, s'il a résisté à l'impétuosité de la maladie.

Outre les trois Médecins dont nous venons de parler, Roger de Provins, que quelques Auteurs disent avoir été Médecin de Louis VIII, Robert de Douay, Médecin de Marguerite de Provence, & Dudes *ou* Dudon, Médecin de Saint Louis & de son fils Philippe le Hardi, du Boullay fait mention de Guy de Cercelles, qui quitta la profession de Médecin qu'il exerçoit en 1260 pour se retirer chez les Moines de Sainte Catherine.

Nous ajouterons encore que la plûpart de ceux qui exerçoient alors la Médecine, se trouvoient désignés sous le nom générique de *Physiciens*, & qu'on les appelloit rarement de leur nom dans les Histoires. D'ailleurs par la liste des Médecins que nous joignons à la fin de ce Volume, il sera prouvé que Paris, dont pour lors l'enceinte étoit peu étendue, avoit néanmoins un assés grand nombre de Médecins. Ils formoient un Collége ou société en grande réputation. Nous en avons un témoignage fort authentique, témoignage rendu sans être sollicité, & rendu par un Auteur étranger & contemporain.

Nous apprenons par les écrits (o) de Lanfranc de Milan, Médecin qui s'étoit particulièrement appliqué à la Chirurgie, que depuis long-temps il désiroit de venir à Paris y perfection-

(o) *Si potero pertingere ad notitiam Dominationis sereniſſimi Regis Francorum... fol. 205 verſo...... in terram pacis & ſtudii, ô! Pariſius, propter ſedem Regia Majeſtatis...... proter Phyſicorum intelligentiam Paradiſus terrenalis eſt nuncupata. Væ mihi quantum tempus perdidi, tuum ſuaviſſimum ſtudium & honorabiliſſimum non quærendo........ propter preces, præceptaque venerabilium Phyſicæ Magiſtrorum, propter fraternum amorem valentium Medicinæ Scholarium mihi tam honorabilem facientium comitivam. fol. 207.*

Sed cùm Phyſici, ſicut dictum eſt alibi, dimittunt omnino inſtrumentum Chirurgicum, itaque raro Chirurgus rationabilis invenitur & Laïci operantes Cauterio, differentiam inter actuale Cauterium non diſcernunt......... quare omnino diſceſſit ab uſu. fol. 250 verſo.

Tandem deſiderans Pariſius continuis pervenire curis urgentibus, quas liberorum educatione, curâ proſequi compellebar, per diverſa regni loca vocatus, annis pluribus fui detentus; demum anno gratiæ 1295, perveni Pariſius ubi tantam & talem habui comitivam, qualis &

ner ſes connoiſſances. Du fonds de ſa
Patrie il aſpiroit à voir de près le ſéjour de la Majeſté Royale , de l'étude
& de la paix , ſéjour recommandable
ſurtout par le ſçavoir des Médecins......
enfin débarraſſé des ſoins que l'éducation de ſes enfants lui avoit occaſion-
né , il arrive à Paris , qu'il appelle un
Paradis ſur terre...... ſon habileté , ſa
franchiſe , l'empreſſement qu'il avoit
de communiquer avec les Médecins
dont il étoit bien éloigné de mépri-
ſer ou de craindre les lumières , ſes
entretiens lui méritent leurs applau-

quanta centeſimo non ſum dignus. Ibique ro-
gatus à quibuſdam Dominis & Magiſtris ac
ſpecialiter à viro venerando D. M. Joànne de
PASSAVANTO *Magiſtrorum Medicinæ Decano,*
nec non à quibuſdam valentibus Bachelariis
omni dignis honore quod ea quæ de rationibus
Chirurgiæ legendo dicebam & meum operatio-
nis modum & experimenta quibus utebar , in
ſcriptis ad communem utilitatem & recordatio-
nem perpetuam compilarem , ipſorum petitio-
nem admittens ortus aſſumpſi , &c.

A la fin on lit , *favente divinâ gratiâ expli-*
cit Chirurgia Magiſtri LANFRANCI *de Medio-*
lano completa qualis qualis Medici , &c. Voyez
le Manuſcript de la Bibliothéque Royale , intitulé *Ars Chirurgica* vol. in-fol.

diffemens. Le Doyen de la Faculté Maître Paffavant, & les Maîtres l'invitent à faire devant-eux les grandes opérations dont il expliquoit la Théorie & la Pratique ; partout il eft accompagné d'un grand concours d'Ecoliers & de Bacheliers, & il a la modeftie de dire qu'il n'étoit pas digne de la centiéme partie des marques d'eftime & d'amitié qu'on lui témoignoit.

J'ignore fur quel fondement les Auteurs anonimes d'une efpéce de *factum* fans fignature, qu'on diftribuoit, il y a quelques années furtivement, avec un grand nombre de cartons, & qu'on avoit décoré du titre impofant de Recherches sur l'Origine et les Progrès de la Chirurgie en France, ont fait Lanfranc de Milan membre du foi-difant Collége de Saint Louis, tandis que cette efpéce de Livre, plein de contradictions, avance dans un autre endroit que Jean Pitard, qui vivoit vers 1320, en étoit le fondateur. Pour prouver le premier fait, on ne cite d'autres garants que des Regiftres faits plus de 300 ans après, par Jérome de la Noüe, Jean Meurisse, &c. Chirurgiens très-Modernes.

Si ces Messieurs s'étoient donnés la peine de lire la Chirurgie de Lanfranc, très-beau Manuscrit de la Bibliothéque Royale, ils se seroient bien donnés de garde d'en faire un Chirurgien & surtout un Chirurgien François. En effet, après avoir donné les plus grands éloges aux Médecins de Paris, Lanfranc gémit dans plus d'un endroit de l'état misérable ou étoit réduite de son temps la Chirurgie en France ; il dit que les Chirurgiens y étoient presque tous idiots, (sachant à peine leur Langue) tous laïques, vrais manœuvres, & si ignorans qu'à peine trouvoit-on un Chirurgien rationel ; qu'ils ne sçavoient point mettre de différence entre le cautère actuel & le cautère potentiel ; ce qui étoit cause, ajoute Lanfranc, qu'en France on ne se servoit plus de Cautére.

Je ne crois pas mieux fondée l'opinion de ceux qui font de Henry de Mondeville, un Chirurgien de Paris, apparemment parce qu'il a écrit aussi fur la Chirurgie. Guy de Chauliac Docteur en Médecine de l'Univerſité de Montpellier, dans ſa grande Chirurgie parle de ce Médecin (*p*) comme de ſon maître. Suivant l'expreſſion même des *Recherches ſur l'origine & les progrès de la Chirurgie en France* (page 53) il le cite *quatre-vingt-ſix fois*, & il l'appelle *Maître Henry*. Dans le Chapitre ſingulier en parlant des Médecins qui ont écrit ſur la Chirurgie, Hippocrate, Gàlien, Paul d'Egine, Rhaſes, Albucaſis, Halyabbas, Avicenne, &c. il cite entre les Médecins modernes ſes contemporains, Arnaud de Villeneuve & Henry de Mondeville (*q*) ; & il ajou-

(*p*) Il étoit Médecin de Philippe le Bel, & nous devons au célébre feu M. Antoine Cocchi la traduction d'un voyage de ce Roi, écrit ſur des tablettes en cire, où il eſt prouvé que Henry de Mondeville étoit l'un des Médecins de ce Prince. Il en nomme encore deux ou trois autres. Voyez le Journ. étrang. mois d'Octobre 1757.

(*q*) Guy de Chauliac qui vivoit à la fin du XIII, & juſqu'au milieu de XIVe ſiécle, dédie ſon Livre aux Médecins de Montpellier, de Boulogne, de Paris & d'Avignon, & il reconnoît que c'eſt en écoutant les avis de ces Médecins, en liſant leurs écrits, en travail-

te que Henry avoit commencé un Traité de Chirurgie (*r*) mais que prévenu par la mort il ne l'avoit point achevé. Il eſt à remarquer que Guy de Chauliac, à l'exemple de Lanfranc, ne parle pas de ceux qui exerçoient la Chirurgie de ſon temps avec la même eſtime qu'il parle des Médecins.

lant avec eux dans l'exercice de ſa profeſſion qu'il a été en état de faire ſa grande Chirurgie.

(*r*) René Moreau & Claude Gervais, tous deux Médecins de la Faculté de Paris, avoient dans leur Bibliothéque un exemplaire Manuſcrit de ce Traité de Chirurgie.

NOMS, SUR-NOMS,
ET QUALITÉS

De quelques Anciens Maîtres Regens de la Faculté de Médecine en l'Université de Paris, tels qu'on a pû les découvrir dans les histoires du temps ou dans differens Actes publics, jusqu'à l'année 1395, auxquels on s'est contenté d'ajouter une liste exacte & suivie sans interruption des Doyens de la même Faculté, depuis l'an 1395 que ses Registres ont commencé d'être en bonne forme, jusqu'à l'année présente 1762.

On n'a point inséré ici la liste de tous les Docteurs parce qu'elle se trouve fort exacte, datée par Licences depuis 1395, dans le recueil que M. Hyacinthe Théodore Baron, à donné au public en 1752, lors de son Décanat.

OBIZO, Médecin de Louis VI, *dit le Gros.* 1130

Pierre LOMBARD, Chanoine de Chartres, Médecin de Louis VII, *dit le Jeune.* 1138

Gilles de Corbeille (*a*) Médecin de
Philippe Auguste.   1200

Jean de S. Amand, Chanoine de Tournay.   1200

Rigord, Médecin & Historien de
Philippe Auguste.   1209

Jean de S. Quentin *ou de* S. Alban,
Médecin de Philippe Auguste. 1220

Roger de Provins, Médecin de Louis
VIII.   1223

Nicolas Ferveham, Evêque de Duram,
en Angleterre.   1241

Pierre d'Espagne, depuis Pape sous le
nom de Jean XXI.   1260

Guy de Cercelle (*b*).   1260

Robert de Douay, Médecin de Marguerite de Provence.   1260

(*a*) Dans le Poëme de Gilles de Corbeille,
il est question de trois autres Médecins, Ur-
son que Bernier, dans ses essais de Médecine,
dit avoir été Médecin du Pape Nicolas, &
Soudiacre de l'Eglise Romaine, Maurus cité
par Vincent de Beauvais, Musandinus, Médecin contemporain.

(*b*) Voyez du Boullay qui assure qu'il se
retira chez les Moines de Sainte Catherine,
après avoir quitté la profession de Médecin.
Tom. v. Hist. de l'Université de Paris, Catalogue des Hommes Illustres.

Pierre de Limoges (*a*), Doyen. 1267
Dudes *ou* Dudon, Médecin de Saint
    Louis & de Philippe le Hardi. 1270
Jean de Roset (*b*) Doyen. 1272
Hugues de Parme.
François Lombard.
Jean de S. Denis.
Jean de Parme.
Jean Petit.
Jean Breton.
Pierre d'Allemagne.
Pierre de Neuchastel.
Bouret.
Jean de Chacalago.
Jean Nielle.
Jean Vormes.
Robert Medensis.
Jean de Cherolles, Doyen. 1281
Henry de Mondeville, Médecin de
    Philippe le Bel. 1285
Pierre d'Appone. 1290
Jean de Passavant (*c*) Doyen. 1295

(*a*) Voyez le Livre Bleu, recueil de l'U-
niverſité, piéces authentiques.

(*b*) Voyez les Statuts anciens de 1272 &
1274, ſignés auſſi par les Docteurs dont ſont
ici joint les noms, après le Doyen Jean de
Roſet.

(*c*) Voyez les Œuvres de Lanfranc de Milan.

Guillaume de CORNUBIA (*a*) , Doyen.
                1303

Guillaume D'AURILLAC (*b*) , Evêque de
    Paris , Médecin de Philippe le Bel.
                1304

Antoine des ALEX.   1308
Jean PIPE.   *Ibid.*
Jacques. de CANTARANA.   *Ibid.*
Jean de MICIELIS , Doyen.   1311
Geoffroy de COURVOT , Médecin de
    Philippe le Long.   1316
Pierre de FLORENS *ou*
    SAN-FLORANUS.
Jean BOSTOL.   (*c*)   1325
Jean VIOLETTE.
François du CHATELET , Doyen. 1326
Jean PIPE , Doyen.   1327
Pierre CALCATI , Doyen.   1328
Pierre D'AUVERGNE (*d*) , Doyen. 1329

(*a*) Voyez la taxation des Livres du Librai-
re Zenon , Livre du Recteur.

(*b*) Voyez le Continuateur de la Chronique de Nangis.

(*c*) Tous trois députés de la part de la
Faculté Physique , dans l'affaire sur la collation des Bénéfices. Voyez du Boullay.

(*d*) Il avoit été Recteur en 1275 , il est
Auteur des *Questions Philosophiques* , Manuscrit conservé à la Bibliothéque de S. Antoi-

Hugues *le* SAGE (*a*) Doyen.   1330
Jacques *de* CÆNTARANA.
Jean *de* CORMARE.
Guillaume *de* LOSANE.
Theobalde *de* LANS.
Jean *de* L'ATRE.
Barthelemy BRICE.
Philippe *de* CURIA , Doyen.   1331
Renaud *de* CORNEMARA , Doyen. 1332
Jean *de* MENDEVILLE (*b*).   Ibid.
Pierre D'AUVERGNE , Doyen.   1333
Francois *du* CHATELET , Doyen. 1334
Jean *de* VILLENEUVE , Doyen.   1335
Jean *de* COUCY , Doyen.   1336
Pierre *le* MONIER , Doyen.   1337
Hugues *le* SAGE , Doyen.   1338
François *du* CHATELET , Doyen. 1339
Barthelemy BRICE *ou de* BRIXIA, Doyen.
                                    1340

ne, à Venise. Voyez Thomaſſin , Commentaire ſur Ariſtote. *fol.* 1507.

(*a*) Le premier Doyen élu. Juſqu'alors l'Ancien avoit été le Doyen , uſage conſervé encore dans la Faculté de Théologie où l'ancien préſide. Celui que nous nommons *Doyen* s'appelle *Syndic* en Théologie

(*b*) Jean de Mendeville , Auteur d'un Voyage fait en Egypte , en Arabie , en Perſe pendant l'eſpace de 34 ans , mourut à Liége en Novembre , 1372.

Jean de BOISSY, Doyen. 1341

Pierre D'AUVERGNE, Doyen. 1342

Jean de LIMOGES *ou de* CLERMONT, Doyen. 1343

Jean de COUCY, Doyen. 1344

André de RIPPECOURT, Doyen. 1345

Pierre de BONNE-FOY, Doyen. 1346

Girard de BEATO DÉSIDÉRIO, Doyen. 1347

Adam de FRANCHEVILLE, Doyen. 1350

Jean MERCUREL, Doyen. 1358

Gervais KERANY *ou* VANY *ou* CHRISTIANI (*a*) Doyen. 1359

Jean de CAVILLIAC.

Pierre des MONTS.

Jean de AUTISSEO.

Guillaume de SALCETO.

Nicolas de ARGENTOLIO *ou* L'ARGENTIER.

Robert DEO D'ALLEMAGNE.

Henry des SEPT-VANS (*b*)

(*a*) Gervais Chrétien étoit Chanoine de Paris, de Lisieux, de Bayeux, de S. Quentin, Archidiacre de Chartres & Fondateur du Collége de son nom, en 1370 & 1374. Il mourut en 1382.

(*b*) Voyez les Statuts de 1359.

Gilbert de SALCETO , Doyen.   1360
Pierre des MONTS , Doyen.   1363
Richard VIARD , Doyen.   1372
Pierre LOUP *ou* du SAUT DE LOUP ,
    Doyen.   1374
Jean CHILTON , Doyen.   1378
Jean de BELLOMONT , Doyen (*a*). 1379
Geoffroy MELPOMRE , Doyen.   1389
Thomas de BLANCHE - CAPPE , Doyen.
                        (*b*). 1390

(*a*) Le 22 Mai 1379 , l'Université se dé-
clara en faveur de Clément VII , l'un des pré-
tendans à la Papauté. De la part de la Faculté de Médecine , signèrent la Déclaration Jean
de Bellomont Doyen , Gervais Chrétien , Hervée Camerot , Pierre Bélard , Nicolas des Oliviers , Jean Croiset , Pierre Bouchet , Raoul
des Herbes & Guy Guérin.

Deux jours après, ce même Acte fut confirmé
aux Bernardins , & signèrent de la part de la
Faculté , Jean de Christ , Evrad de Conty ,
Gilbert de Salicet , Gervais Chrétien , Hugues
ou Hervée Camerot , Guy de Château-Fort ,
Guillaume de la Boucherie , Guillaume de
Hesterzele , Pierre Bélard , Jean de Bellomont
Doyen , Nicolas des Oliviers , Jean de Poli-
gniac , Jean Croiset , Guy Guérin & Pierre
Bouchet.

(*b*) Il obtint du Roi Charles VI , confir-
mation des Priviléges accordés à la Faculté
en 1352.

Richard BAUDRIBOSCO , Doyen. 1391
Geoffroy PARAY de VARENNES , Doyen.
1392
Jacques VOIGNON (*c*) , Doyen. 1394

(*c*) Il fut Recteur de l'Université en 1383 , député vers le Duc de Bourgogne avec Jean de Courtecuisse , Théologien , & à Rome en 1406 avec Henry Doigny.

En 1395 , Pierre de Castaneâ Médecin de la Faculté de Paris , passa en Angleterre avec les autres Députés de l'Université , vers le Roi Richard & l'Université d'Oxford , pour travailler à rendre la paix à l'Eglise.

NOMS ET SUR-NOMS,

Des Doyens de la Faculté de Médecine de Paris, depuis 1395 jusques &
compris 1761, élûs chaque année, le
premier Samedi après la Toussaint.

*A la tête de la Liste de tous les Médecins
de 1395, on lisoit*, Die jovis post fes-
tum Omnium Sanctorum quæ quar-
ta dies mensis Novembris, incæpe-
runt lectiones suas Magistri qui hic
inscribuntur. *Ainsi pour avoir place
dans la Liste des Maîtres & être du
Collége de Médecine, il falloit donner
des Leçons, & enseigner quelques traités de Médecine ; on acquerroit en conséquence le titre de Régens, on parti-
cipoit aux Droits & Privilèges de la
Faculté, & de l'Université. Les autres
Médecins pouvoient bien pratiquer la
Médecine dans Paris, mais n'étoient
du Corps, que lorsqu'ils reprenoient les
Leçons, c'est à-dire ouvroient Ecole de
Médecine chez eux : vers l'an 1501 on
commença à ouvrir Ecole publique. On
élût deux Lecteurs ou Professeurs, &*

M

alors tous les Docteurs furent Doc-
teurs Régens : mais on ne perdit pas
le droit d'enseigner chez soi , droit qui
subsiste encore actuellement.

PIerre de la VALLÉE.	1395
Jean de MARLE.	1396
continué ,	1397
Guillaume de la CHAMBRE (*a*).	1398
Hugues SACQUESPÉE.	1399
Henry DOIGNY (*b*).	1400
continué , 1401 , 1402 &	1403
Draco DECAN.	1404
continué ,	1405
Jean DUENET *ou* DEENS.	1406
Jean TASSON.	1407
continué ,	1408
Yves LEVIS.	1409
Jean de POIS (*c*).	1410
continué ,	1411

(*a*) Reçu Régent avec dispense , parce qu'il
étoit marié.

(*b*) Député à Rome en 1405 , pour la
paix de l'Eglise ; en 1408 au Concile de Pise
avec Jean-Pierre.

(*c*) M. Jean de Pois , Doyen , l'année 1411
se joignit aux autres députés de l'Université ,
& MM. Pierre Miot , Jean Tanquard , Olivier
Chamblin , Jean de Gaffion , tous Maîtres de
la Faculté , pour en appeller aux Ordinaires ,
au sujet de la collation des Bénéfices.

Pierre de TROYES.	1412
Robert de S. GERMAIN.	1413
Pierre BERNICOTI.	1414
Robert CHARMOLÜE (*a*).	1415
Eſtienne de ROUVROY.	1416
Pierre BECHEBIEN (*b*).	1417
Jean LEDUGIÉ.	1418
Pierre POITEVIN.	1419
Guillaume DENIS.	1420
continué ,	1421
Bernard MINARD.	1422
Jean VARINI (*c*).	1423
Roland L'ECRIVAIN (*d*).	1424

(*a*) Cette année 1415 , Jacques Desparts va au Concile de Conſtance.

(*b*) Il étoit Médecin de la Reine , Prevôt du Chapitre de Chartres en 1441, mort en 1459.

(*c*) Etant Bachelier en Médecine , il fut élu Recteur de l'Univerſité le 15 Décembre 1408.

(*d*) *Idem.* Recteur le 24 Mars 1406. On trouve dans les Mémoires de Littérature de l'Académie des Inſcriptions & Belles-Lettres , *Tom. XVII*, une diſſertation fort ſcavante de feu M. l'Abbé le Bœuf, ſur les anciennes traductions. Il y eſt queſtion *page 760* , d'une traduction d'Hypocrate. » l'Auteur, dit M. l'Abbé le Bœuf, ſe fait connoître par ce magnifique Epilogue. Ici finit le Livre des Aphoriſmes Ypocras en Médecine , avec les Commentaires de Galien , tranſlatés de Latin en François : ou quel ſe aucune faute eſt trou-

Gilles CANIVET (*a*).   1425
   continué,   1426

» vée au regart de l'Escrivain ou autrement,
» je Jehan Tourtier, Cyrurgien Licentié & ap-
» prouvé en l'Estude à Paris, & de très-haut
» & excellent & puissant Prince M. Jehan Duc
» de Bedford, Régent le Royaume de France,
» & Protecteur du Royaume d'Angleterre,
» supplie très-humblement à tous Messieurs &
» Maistres, Mre. Raoul Palvin, gradué en
» l'Estude à Paris, Confesseur & Physicien de
» très haute & très-excellente & puissante
» Princesse Mde. Anne Duchesse de Bedford,
» & a mon très-cher & espécial Maître Jehan
» Major, premier Physicien en honneur &
» révérence, gradué en l'Etude d'Auxonford
» en Royaume d'Angleterre, & a mon Maître
» Messire *Roullant l'Escrivain*, Physicien &
» Astrologien, gradué en la très-noble Estude
» de Paris, il leur plaise corriger & amander
» amiablement ladite escriture & fautes, s'au-
» cune y en a, selon l'entendement d'Ypocras
» & de son vrai Commentateur Galien, & ad-
» vertir en humblement; & mouvoir le très-
» haut, très-excellent & puissant Prince dessus,
» dit, à l'accroissement de cette Science, au
» Salut & prospérité du corps Humain, à l'ex-
» tirpation des ignorants, abusans de la pra-
» tique d'icelle sans aucune fondation de scien-
» ce, priant Dieu pour les trespassés. Ainsi
» finée à l'honneur de Dieu Tout Puissant, &
» comme dessus est dit, le Mercredy premier
» jour de Février M. CCCC. XXIX.

   (*a*) *Idem*. Recteur le 23 Juin 1417.

Roland L'ECRIVAIN, élu de nouveau,
  1427, continué,   1428 & 1429
Henry THIBOUST (*a*).   1430
  continué,   1431
Pierre de CHAVRIAC.   1432
Enguerand de PARENTI (*b*).   1433
Pierre COLUMBI.   1434
  continué,   1435
Guillaume de LONGUEIL.   1436
Guillaume de ALGIA.   1437
  continué,   1438
Henry THIBOUST, élu de nouveau. 1439
Robert JULIENNE.   1440
  continué,   1441
Denis MUGNER *ou* MIGNES.   1442
Charles de MAUREGARD.   1443
  continué,   1444
Pierre de CHAVRIAC.   1445
Odon de CREIL (*c*).   1446
Robert JULIENNE, élu de nouveau. 1447
Guillaume de la CHAMBRE (*d*). 1448
  continué,   1449

(*a*) Il avoit été Recteur de l'Université le 16 Décembre 1419, Chanoine & grand Pénitencier de Notre-Dame.

(*b*) Il avoit été Recteur en 1380.

(*c*) Il a été le Chef d'une maison illustre ; il avoit été Recteur de l'Université étant Bachelier de la Faculté, en 1442.

(*d*) Le 16 Février 1449, Guillaume de la

Jean L'EVÊQUE (*a*).	1450
continué,	1451 & 1452
Pierre du HAMEL.	1453
Denis de SOULS-LE-FOUR.	1454
continué,	1455
Richard GOULEY.	1456
Themanus de GONDA.	1457
(*b*) continué,	1458
Guillaume MUSNIER.	1459
continué,	1460 & 1461
Antoine de SAINT-YON.	1462
continué,	1463 & 1464
Jean ROSÉE.	1465
continué,	1466 & 1467
Raſſon MADIDI.	1468
continué,	1469
Jean LOYSEL (*c*).	1470
continué,	1471
Guillaume BAZIN.	1472
continué,	1473 & 1474
Regnier HANNEGREVE.	1475
continué,	1476 & 1477

Chambre, Doyen, fut député à l'aſſemblée du Clergé de France, qui ſe tenoit à Rouen.

(*a*) Il a donné à la Faculté un Manuſcrit d'Avicenne. Il mourut le 20 Décembre 1456.

(*b*) Cette année 1458, Robert de Poitiers, célébre Médecin, fut un des députés de l'U-niverſité vers Charles VII, & Henry VI, Roi d'Angleterre.

(*c*) *Obiit,* 1501.

Jean ROSÉE, élu de nouveau. 1478
   continué, 1479
Denis de SOULS-LE-FOUR, élû de (*a*)
   nouveau. 1480
Mathieu DOLET. 1481
   continué, 1482
Guillaume BAZIN, élu de nouveau,
   1483, continué, 1484
Richard HELAIN (*b*). 1485
   continué, 1486 & 1487
Guillaume BAZIN, élu de nouveau,
   1488, continué, 1489
Michel de COLONIA (*c*). 1490
   continué, 1491
Jean LUCAS. 1492
   continué, 1493
Thierry le CIRIER. 1494
   continué, 1495
Antoine TREVET. 1496
   continué, 1497
Bernard de la VAUGNIERE. 1498
   continué, 1499
Jean BERTOULD. 1500
   continué, 1501
Richard GASSION. 1502
   continué, 1503

(*a*) *Obiit hoc anno* 1480.
(*b*) Il mourut en 1516, l'ancien des Ecoles.
(*c*) Il étoit Chanoine & grand Chantre de
Paris.

Jean LOYSEL (*a*).	1504
continué,	1505 & 1506
Jean BERTHOULD, élu de nouveau,	1507
Jean de RUEL (*b*).	1508
continué,	1509
Jean GUICHARD.	1510
continué,	1511
Pierre ROSÉE (*c*).	1512
continué,	1513
Robert le MAZURIER.	1514
continué,	1515
Louis BRAILLON.	1516
continué,	1517
Nicolas LAFFILÉ.	1518
continué,	1519
Michel du MONCEAU (*d*).	1520
continué,	1521
René DROUIN.	1522
continué,	1523

(*a*) *Obiit* 1521. MM. Loysel Conseillers au Parlement, étoient de cette famille.

(*b*) Ce Docteur, mieux connu sous le nom de *Joannes Ruellius*, célébre par ses Ecrits, avoit été marié & avoit eû des enfans. Sa femme morte, il étoit entré dans les Ordres sacrés. Il mourut Chanoine de l'Eglise de Paris, le 24 Septembre 1537, avec une grande réputation d'habileté & de sçavoir.

(*c*) *Obiit Die* 9°. *Januarii* 1535.

(*d*) Il avoit été Recteur de l'Université en 1515.

Jean des JARDINS, vulgairement *Hor-tenfis*, Médecin du Roi (*a*). 1524

   continué, 1525

Claude ROGER (*b*). 1526

   continué, 1527

Pierre ALLEN. 1528

   continué, 1529

Hubert COQUIEL. 1530

   continué, 1531

Jean VASSÉ *Vaffaus* (*c*). 1532

   continué, 1533

Jean TAGAULT (*d*). 1534

   continué, 1535 , 1536 & 1537

Antoine le COCQ *Gallus* (*e*). 1538

   continué, 1539

(*a*) Il mourut le 31 Janvier 1547.

(*b*) Il mourut l'Ancien, en 1568.

(*c*) Jean Vaffé de Meaux, eft Auteur d'une Traduction Latine du Commentaire de Galien, fur les Epidémies d'Hippocrate. *Paris* 1546, *in-fol.* Ce Livre contient 816 pages, une Table & une Epître dédicatoire à Odon de Chatillon, Cardinal, dattée du 22 Septembre 1545, c'eft la bonne Edition ; il y en a une feconde *in-12*, de 1550, à Lyon chez Rouille. Il a fait encore *l'Anatomie du corps Humain, réduite en Tables*, par Vaffé, Lyon 1552. Il a l'honneur d'avoir été le maître de Vefale. Il mourut en Novembre 1550.

(*d*) *Excæffit è vitâ menfe Aprilis 1545 , vir alioqui æternâ vitâ dignus , fi fata tuliffent.*

(*e*) Il mourut le 28 Mars 1550. Ce Docteur

M v

<table>
<tr><td>Claude ROGER.</td><td>1540</td></tr>
<tr><td>continué,</td><td>1541</td></tr>
<tr><td>Jean MAILLARD (a).</td><td>1542</td></tr>
<tr><td>continué,</td><td>1543</td></tr>
<tr><td>Vincent MUSTEL (b).</td><td>1544</td></tr>
<tr><td>continué,</td><td>1545</td></tr>
<tr><td>Jacques HOULLIER (c).</td><td>1546</td></tr>
<tr><td>continué,</td><td>1547</td></tr>
<tr><td>Jean GORRIS.</td><td>1548</td></tr>
<tr><td>continué,</td><td>1549</td></tr>
</table>

des plus employés, fut appellé à la Cour, &
dit son avis avec fermeté & franchise. Fernel
prônoit son Opiat Antivénérien, le Coq appuya
pour le reméde véritable, les frictions. Il est
Auteur d'un traité *de ligno Sancto*.

(*a*) Il mourut le 11 Août 1551.

(*b*) Il mourut le 22 Août 1579, il avoit
été Recteur le 5 Décembre 1535.

(*c*) Jacques Houllier est le plus célébre &
le plus sçavant Commentateur d'Hippocrate,
après Galien. Il n'avoit cependant rien mis au
jour de son vivant, mais il n'avoit cessé d'enseigner chez lui. Après sa mort, le Livre des
maladies internes parut. On accusa, peut-
être à tort, plusieurs de ses écoliers de l'avoir
copié, entr'autres Gaspard *Volfius* & Didier
Jacot ; mais ce qui lui doit faire le plus d'honneur, c'est d'avoir eu pour disciple le célébre
Louis Duret, de l'Ecole duquel sont sortis
Maurice de la Corde, *Anutius Foësius, Lacuna,
Heurnius, Ballonius*........ Ses Observations &
sa Pratique sont excellentes.

Jean du HAMEL (*a*).	1550
continué,	1551
Valentin HIERAULME (*b*).	1552
continué,	1553
Chistophe BAUDOUIN (*c*).	1554
continué,	1555
Antoine du FOUR (*d*).	1556
continué,	1557
François BRIGARD (*e*).	1558
continué,	1559
Antoine TACQUET (*f*).	1560
continué,	1561
Nicolas JACQUARD (*g*).	1562
continué,	1563
Simon PIETRE (*h*).	1564
continué,	1565

Houllier laissa un fils , Conseiller de la Cour des Aides , qui avoit la fureur de voyager , & qui dès qu'il pouvoit s'échapper du Palais sans dire mot à personne , s'en alloit en Asie , en Afrique , &c. Voyez *Sainte Marthe , Eloge des hommes Illustres.*

Obiit vir præstantissimus , anno 1562.

(*a*) Mort en 1563.

(*b*) Il mourut le 29 Octobre 1575.

(*c*) Il mourut le 20 Mai 1574.

(*d*) Il avoit été Recteur le 24 Mars 1545. Il est mort en 1572.

(*e*) Mort le 4 Septembre 1579.

(*f*) Mort en 1571.

(*g*) Il mourut en 1584.

(*h*) La Faculté de Médecine avoit pris dans

l'Université de Paris, la maniére d'élire fon Chef. Chaque Nation nommoit fon Electeur, & ces quatre Electeurs avoient le droit d'é-lire le Doyen. La feconde année du Décanat de M. Simon Pietre, on changea cette forme & on introduifit l'élection qui fubfifte aujourd'hui, qui eft de tirer au fort cinq Electeurs, trois des anciens & deux des jeunes qui choififfent le Doyen ; & alors il eft élû pour deux ans & peut-être continué quatre années, fi perfonne ne s'y oppofe : mais fans doute pour fuivre la tradition ancienne, tous les ans la Faculté s'af-femble pour élire le Doyen, qu'on continue de droit deux ans, à moins qu'il n'y ait des fujets de plainte fort graves.

La Faculté fait gloire d'avoir eu cinq Méde-cins du nom de *Pietre*, tous cinq célébres dans leur Art & de la plus grande réputation. Qua-tre ont été élus Doyens.

Le premier, *Simon*, étoit natif d'un Villa-ge (*Vérade*) à deux lieues de la Ville de Meaux, fils d'un gros Laboureur de ce lieu. Il fut Doc-teur en 1549, Doyen en 1564 & 1565, & mourut le 25 Juin 1584. Il avoit été appellé à la derniére maladie de Charles IX avec M. le Grand, étant alors tous deux des premiers Mé-decins de Paris. La Reine vouloit faire punir le premier Médecin (Mazille) parce qu'il avoit trop tard appellé du fecours.

Simon Pietre, averti par Riolan fon gendre, fe refugia à S. Victor pendant le maffacre de la S. Barthelemy & y refta jufqu'à ce que la tem-pête fut calmée. Ami intime de Ramus, il au-roit fans doute été enveloppé dans les horreurs de cette cruelle journée, & facrifié ainfi que

Charton, Médecin de la Faculté, & Lamblin à la haine implacable de Jacques Charpentier.

Simon *Pietre* laissa deux fils, *Simon* & *Nicolas*. Le premier fut Docteur en 1586, Professeur du Collége Royal, & mourut en 1618 âgé de 53 ans. C'étoit le Médecin de son temps le plus sçavant & le plus habile. Guy Patin l'appelloit *Vir maximus & planè incomparabilis*. René Moreau, bon juge en mérite, disoit de lui (*de sanguinis missione in pleuritide*, page 71). *Vir Medicæ artis tantum sciens & intelligens, quantùm humanâ mente capi & concipi potest*. Jacques Mentel, dit qu'il avoit donné deux cours de Médecine à ses écoliers, l'un selon Hippocrate & l'autre suivant Galien. Il abregeoit élégamment ses Cayers. Chaque fois il dictoit quinze ou seize lignes seulement, & il expliquoit pendant trois quarts-d'heure avec une facilité & une éloquence singuliére. Sa réputation étoit aussi grande chez les étrangers qu'à Paris. Tous les Médecins faisoient gloire d'avoir été ses disciples. Il mourut d'une fiévre pourprée qu'il contracta pour avoir reçu une mauvaise vapeur chez un malade, rue S. Honoré, gens fort sales & vilains. La femme le découvrit brusquement & pria M. *Pietre* de tout considérer particuliérement Il fut comme frappé à l'heure même de cette vapeur & retournant chez lui, il le dit à sa femme, ne pouvant dîner. Le lendemain la fiévre le prit & ne dura que neuf jours. Il fut toujours assisté de M. Ellain son bon ami. Mentel qui rapporte ce fait, dit qu'il le tenoit de Madame Charles sa fille. Charles étoit un Médecin de la Faculté fort connu.

Jean ROCHON (*a*).	1566	1567
Jacques CHARPENTIER (*b*).	1568	1569
Claude VARICQUET (*c*).	1570	1571
Jean le COMTE (*d*).	1572	1573
Etienne GOURMELEN (*e*).	1574	1575
Claude ROUSSELET (*f*).	1576	1577
Henry de MONANTHEUIL (*g*).		1578
		1579
Guillaume de BAILLOU (*h*).		1580
Ballonius,		1581

Nicolas Pietre, ſecond fils du premier *Simon,* fut Docteur en 1598, Doyen en 1626 & 1627, & mourut l'Ancien de la Faculté à 78 ou 80 ans le 23 Février 1649, Guy Patin diſoit de lui, *Vir eximius cui vix unquam ullum ventura atas parem inveniet.*

Jean Pietre, fils de *Nicolas,* étoit appellé par Guy Patin *Vir doctrinâ & probitate inſignis.* Il fut Docteur en 1610, Doyen en 1628 & 1629, & mourut le 19 Septembre 1632. Je n'oſerois aſſurer qu'il fut père du dernier Docteur de ce nom célébre, Jean *Pietre* qui fut Docteur en 1634, Doyen en 1648 & 1649, & qui mourut le 18 Janvier 1666. Je n'ay aucun Mémoire ſur ces deux derniers

(*a*) Mort le 21 Janvier 1597.

(*b*) Il avoit été Recteur le 15 Décembre 1550. Il mourut le 10 Février 1574.

(*c*) Mort en 1574.

(*d*) Il mourut le 22 Septembre 1584.

(*e*) Il mourut en Août 1593.

(*f*) Il mourut le 31 Août 1601.

(*g*) Mort le 19 Novembre 1608.

(*h*) Il mourut l'Ancien en 1616.

Bonaventure GRANGER (*a*).	1582	1583
Nicolas ELLAIN (*b*).	1584	1585
Jean RIOLAN (*c*).	1586	1587
Michel MARESCOT (*d*).	1588	1589
Henry BLACUOD (*e*).	1590	1591
continué,	1592	1593
Guillaume LUSSON (*f*).	1594	1595
Nicolas MILLET (*g*).		1596
Nicolas ELLAIN, élu de nouveau.	1597	
continué,	1598	1599
Gilles HERON (*h*).	1600	1601
Pierre LAFFILÉ (*i*).	1602	1603
Gilles HERON.		1603
François DUPORT (*k*).	1604	1605

(*a*) Mort en 1590.

(*b*) Il mourut l'Ancien, le 30. Mars 1621.

(*c*) Mort le 20 Octobre 1606.

(*d*) Il avoit été Recteur le 16 Décembre 1564, & premier Médecin de Henry IV. Il mourut en Octobre 1605, âgé de 66 ans. On le fait Auteur d'un Livre, intitulé *Discours véritable sur le fait de Marthe Brossier de Romorantin, prétendue Démoniaque,* in-8°. Paris chez Mamert Palisson 1599. On lui attribue encore le Livre de Botal *de curatione per sanguinis missionem.* Voyez Bourdelot *in Lindenio renovato.*

(*e*) Mort en 1616.

(*f*) Il mourut le 18 Novembre 1610.

(*g*) Il mourut la même année.

(*h*) Mort le 6 Mai 1607.

(*i*) Mort le 7 Septembre 1603.

(*k*) Mort le 4 Septembre 1624.

Nicolas JABOT (*a*).   1606 1607
George CORNUTI (*b*).   1608 1609
Claude CHARLES (*c*).   1610 1611
Pierre PIJART (*d*).   1612 1613
Quirin le VIGNON (*e*).   1614 1615
Philippe HARDOUIN de SAINT JACQUES
                   (*f*). 1616 1617
Jean AKAKIA (*g*).   1618 1619

(*a*) Mort en 1615.
(*b*) Mort en 1616.
(*c*) Mort le 21 Juin 1631.
(*d*) Mort le 9 Janvier 1634.
(*e*) Mort le 19 Avril 1649.
(*f*) Mort en 1627.
(*g*) Il mourut en Savoye le 13 Juin 1630, à la suite de Louis XIII. Martin AKAKIA de Chaalons, Docteur en 1526 & premier de ce nom, s'appelloit *Sans malice*. L'usage étant alors de Latiniser son nom, il renchérit sur les autres & *Grécisa* le sien. Il étoit Médecin de François I. & fut député au Concile de Trente. Il eut pour fils, Martin AKAKIA, qui fut Médecin de la Faculté, premier Professeur de Chirurgie au Collége Royal en 1574, ensuite Médecin d'Henry III, & mourut en 1588, âgé de 49 ans. Il laissa un fils de même nom aussi Médecin de la Faculté, très-célèbre Professeur Royal en Chirurgie, & qui mourut en 1605 sans enfans. Le second Martin AKAKIA avoit un frère qui se nommoit *Jean*, & c'est celui qui fut Doyen. Ce quatriéme AKAKIA laissa un fils aussi Médecin de la Faculté & Professeur de Chirurgie au Collége Royal,

Gabriel HARDOUIN de SAINT JACQUES
(*a*). 1620 1621

Michel SEGUIN (*b*).			1622

André du CHEMIN (*c*).			1623

qui mourut de chagrin en 1677 , peu de jours après avoir été chaffé de la Faculté , pour avoir, contre fon ferment , confulté avec des Médecins étrangers.

(*a*) Mort en Décembre 1645.

(*b*) La Faculté a eu quatre Docteurs du nom de *Séguin. Simon Séguin* , du Diocèfe de Sens , Docteur en 1556 , mort en 1583. *Pierre Séguin* , Docteur en 1590 , Médecin du Roi , Profeffeur Royal , Confeiller d'Etat , premier Médecin de la Reine Anne d'Autriche , & qui mourut l'Ancien de la Faculté en 1648.

Michel Séguin , Docteur en 1616 , Médecin du Roi , Profeffeur Royal , Doyen en 1622 , & qui mourut le 15 Avril 1623.

Claude Séguin , natif de Paris , Docteur en 1626 , Profeffeur Royal , Confeiller d'Etat , premier Médecin de la Reine Anne d'Autriche , mort Prêtre en 1681.

Pierre Yvelin , Docteur depuis 1634 , Jean Boudin depuis 1682 , Claude-Adrien Helvetius depuis 1708 , Claude de la Vigne de Frecheville depuis 1718 , ont tous été Confeillers d'Etat , & fucceffivement premiers Médecins des Reines de France , excepté M. Boudin qui n'étoit que Médecin de Madame la Dauphine.

Actuellement M. Jofeph - Marie - François de Laffone , Docteur depuis 1742 , eft premier Médecin de la Reine & revêtu du titre de Confeiller d'Etat.

(*c*) Mort le 28 Novembre 1633.

Jacques COUSINOT (*a*).　　1624 1625
Nicolas PIETRE (*b*).　　1626 1627
Jean PIETRE (*c*).　　1628 1629
René MOREAU (*d*).　　1630 1631
François BOUJONIER (*e*).　1632 1633
Charles GUILLEMEAU (*f*). 1634 1635
Philippe HARDOUIN de SAINT JACQUES
　　　　　　　　(*g*). 1636 1637
Simon BAZIN (*h*).　　1638 1639
Guillaume DUVAL (*i*).　1640 1641
Michel de la VIGNE (*k*).　1642 1643
Jean MERLET (*l*).　　1644 1645
Jacques PEREAU (*m*).　1646 1647
Jean PIETRE (*n*).　　1648 1649
Guy PATIN (*o*).　　1650 1651
Paul COURTOIS (*p*).　1652 1653

(*a*) Mort en Juin 1646.
(*b*) Mort le 27 Février 1649.
(*c*) Mort le 19 Septembre 1632.
(*d*) Mort le 17 Octobre 1656.
(*e*) Mort le 24 Mars 1667.
(*f*) Mort le 21 Octobre 1656.
(*g*) Il mourut subitement le 3 Février 1677.
(*h*) Mort le 25 May 1642.
(*i*) Mort le 20 Septembre 1646.
(*k*) Mort le 14 Juin 1648.
(*l*) Mort le 14 Février 1663.
(*m*) Mort le 23 Novembre 1660.
(*n*) Mort le 18 Janvier 1666.
(*o*) Mort en 1672.
(*p*) Mort le 4 Avril 1688.

Jean de BOURGES (*a*).   1654 1655
Roland MERLET (*b*).   1656 1657
François BLONDEL (*c*).   1658 1659
Philibert MORISSET (*d*). 1660 1661
Antoine MORAND (*e*).   1662 1663
François le VIGNON (*f*). 1664 1665
Jean-Armand de MAUVILLAIN (*g*). 1666
                                    1667

(*a*) Mort en 1661.
(*b*) Mort le 16 Mai 1696.
(*c*) Mort le 5 Septembre 1682.
(*d*) Mort le 6 Octobre 1678.
(*e*) Mort le 12 Août 1682.
(*f*) Il mourut le 2 Août 1675.

(*g*) C'est à ce Docteur, homme de beaucoup d'esprit, fils du Bibliothéquaire du Cardinal de Richelieu qui l'avoit tenu sur les fonts de Baptême, & à Nicolas Liénard qui fut Doyen en 1680, qu'on doit la plus grande partie des plaisanteries qui se trouvent dans les Comédies de Moliére, contre les Médecins, & principalement contre les Apotiquaires. Ces derniers étoient alors dans un très-grand crédit. *Le Médecin Charitable*, Livre fort utile au public, étoit à peine connu. On ne sçavoit pas même faire de la tisanne chez les malades. On dit que cet abus régne encore à Londres. C'est de la piéce *du Malade Imaginaire* qu'est venu le proverbe *Mémoire d'Apotiquaire.*

Chaque Doyen de la Faculté est dans l'usage, d'après une possession immémoriale, de faire frapper à son coin un jetton, sur le re-

Jean GARBE (*a*).	1668	1669
Denis PUYLON (*b*).	1670	1671
Jean-Baptiste MOREAU (*c*).	1672	1673
Antoine-Jean MORAND (*d*).		1674
		1675
Antoine le MOINE (*e*).	1676	1677
Claude QUARTIER (*f*).	1678	1679
Nicolas LIÉNARD (*g*).	1680	1681
Bertin DIEUXYVOIE (*h*).	1682	1683
Claude PUYLON (*i*).	1684	1685
Pierre PEREAU (*k*).	1686	1687

vers duquel on met ordinairement les armes de la Faculté ou celles du Doyen, ou un Emblême ou devise a son choix. Mauvillain pendant son Décanat avoit eu un procès avec François Blondel, le plus processif de tous les hommes & l'avoit gagné avec dépens. Blondel étoit borgne, Mauvillain fit mettre sur le revers de son portrait un Cyclope renversé dont Ulisse créve l'œil avec un pieu, & pour inscription

VERO LUMINE CÆCAT.

(*a*) Mort le 24 Août 1690.
(*b*) Mort le 18 Décembre 1696.
(*c*) Mort le 27 Septembre 1693.
(*d*) Mort le 17 Octobre 1682.
(*e*) Mort le 4 Janvier 1714.
(*f*) Mort le 9 Mai 1707.
(*g*) Mort le 1 Février 1697.
(*h*) Mort le 1 Mai 1710.
(*i*) Mort le 26 Février 1697.
(*k*) Mort le 18 Novembre 1708.

Pierre LEGIER (*a*).	1688	1689
Henry MAHIEU (*b*).	1690	1691
Claude BERGER (*c*).	1692	1693
continué ,	1694	1695
Jean BOUDIN (*d*).	1696	1697
continué ,	1698	1699
Dominique de FARCY (*e*).	1700	1701
François VERNAGE (*f*).	1702	1703
Antoine de SAINT-YON (*g*).	1704	1705
Louis POIRIER (*h*).	1706	1707
François AFFORTY (*i*).	1708	1709
Philippe DOUTÉ (*k*).	1710	1711
Philippe HECQUET (*l*).	1712	1713
Jean-Baptiste DOYE (*m*).	1714	1715
Amand DOUTÉ (*n*).	1716	1717
continué ,	1718	1719

(*a*) Mort le 15 Octobre 1691.

(*b*) Mort en Janvier 1708.

(*c*) Mort le 2 Avril 1705.

(*d*) Mort en 1727.

(*e*) Mort le 14 Avril 1721.

(*f*) Mort le 24 Janvier 1720.

(*g*) Mort le 5 Janvier 1715.

(*h*) Il est mort le 30 Mars 1718 , premier Médecin de Louis XV.

(*i*) Mort le 28 Mars 1735.

(*k*) Mort le 3 Décembre 1727.

(*l*) Mort le 11 Avril 1737.

(*m*) Mort le 15 Octobre 1721.

(*n*) Mort le 15 Décembre 1721.

Guy Erafme EMMEREZ (*a*).   1720 1721
Philippe CARON (*b*).   1722 1723
Nicolas ANDRY (*c*).   1724 1725
Etienne-François GEOFFROY (*d*). 1726
    1727, continué,   1728 1729

(*a*) Mort le 24 Octobre 1728.
(*b*) Mort le 9 Janvier 1742.
(*c*) Mort le 13 Mai 1742.
(*d*) M. Geoffroy né à Paris le 13 Février 1672, de l'Académie Royale des Sciences en 1699, Docteur-Régent de la Faculté de Médecine de Paris en 1704, Professeur au Collége Royal en 1709, Professeur de Chymie au Jardin Royal en 1707 à la place de M. de S. Yon, devenu infirme, Titulaire de la même Chaire en 1712 & Doyen de la Faculté en 1726, est mort le 6 Janvier 1731.

A l'exemple de Galien, M. Geoffroy dans sa jeunesse avoit voyagé pour s'instruire. Le traité qu'il a dicté au Collége Royal sur la matière Médicale, (on oseroit presque dire sur l'Histoire Naturelle,) est une preuve connue de toute l'Europe, qu'il avoit sçu tirer bon parti de ses différents voyages en Angleterre, en Hollande, en Italie, ainsi que dans les différents Ports de l'Ocean. M. Geoffroy avoit en 1718 un fonds d'observations & d'expériences assez considérable pour pouvoir déterminer le degré d'affinité qu'ont entre-elles les différentes substances soumises aux opérations de Chymie. Nous l'avons suivi dans ses Cours, & nous pouvons assurer qu'il est le premier qui ait introduit des principes raisonnés & fondés sur la bonne Physique, dans une Science

Hyacinthe-Théodore Baron (*a*). 1730
1731, continué, 1732 1733
Michel-Louis Reneaume (*b*). 1734
1735
Louis-Claude Bourdelin (*c*). 1736
1737
Pierre - Jean - Baptiste Chomel (*d*).
1738 1739

qui, malgré les prétentions des Alchymistes
est beaucoup plus récente que ces Messieurs voudroient nous le persuader. Nous jouissons maintenant des travaux de M. Geoffroy. Sa probité,
sa candeur & ses lumières avoient pour objet
d'établir la bonne Chymie sur les ruines de
l'Alchymie dont il a toujours cherché à dissi-
per les prestiges ; & il a réussi. C'est ainsi que
de nos jours les lumières des Astronomes nous
ont éclairé sur les vaines prédictions de l'Astrologie, & qu'autrefois Hippocrate, en établis-
sant la Médecine rationelle, détruisit l'Empirisme aujourd'huy relégué dans les Carrefours.

(*a*) Mort le 28 Juillet 1758. C'est à la fermeté, au zèle & à l'attachement que M. Baron
avoit pour la Faculté qu'elle est redevable de la
suppression du projet d'une Académie de Médecine que feu M. Chirac vouloit faire établir à Paris. Ce plan exécuté hors de la Faculté auroit excité parmi les Médecins des divisions préjudiciables au bien public.

(*b*) Mort le 27 Mars 1739.

(*c*) Il est premier Médecin de Mesdames
de France.

(*d*) M. Chomel est mort le 3 Juin 1740.

Élie Col *de* VILLARS (*a*). 1740 1741
   continué,   1742 1743
Guillaume-Joseph de L'EPINE (*b*). 1744
                           1745

Jean-Baptiste-Thomas MARTINENQ (*c*).
  1746 1747, continué 1748 1749
Hyacinthe-Théodore BARON (*d*). 1750
  1751, continué,   1752 1753
Jean-Baptiste-Louis CHOMEL (*e*). 1754
                           1755

Jean-Baptiste BOYER (*f*). 1756 1757
   continué,   1758 1759
Jean le THIEULLIER.   1760
  Doyen actuel,   1761

M. Urbain Leaulté, l'Ancien de la Faculté, fut nommé pour remplir la place de Doyen, jusqu'au temps de la nouvelle Election qui se fit a la Toussaint suivante. M. Leaulté est mort le 6 Avril 1743.
  (*a*) Mort le 26 Juin 1745.
  (*b*) Vivant.
  (*c*) Mort le 9 Mars 1758.
  (*d*) Vivant.
  (*e*) Vivant.
  (*f*) Vivant.

F I N.

APPROBATION

PRIVILEGE DU ROI.

LOUIS, PAR LA GRACE DE DIEU, ROI DE FRANCE ET DE NAVARRE : A nos amés & féaux Conseillers, les Gens tenant nos Cours de Parlement, Maîtres des Requêtes ordinaires de notre Hôtel, Grand-Conseil, Prevôt de Paris, Baillifs, Sénéchaux, leurs Lieutenants

Civils, & autres nos Jufticiers qu'il appar-
tiendra, SALUT. Notre amé, *Jean-Baptiste-*
Louis Chomel, Notre Médecin ordinaire & Ancien
Doyen de la Faculté de Paris, Nous a fait
expofer qu'il defireroit faire imprimer & donner
au Public un Ouvrage de fa compofition qui a
pour titre : *Effai Hiftorique fur l'Origine de la*
Médecine en France, s'il Nous plaifoit lui
accorder nos Lettres de Privilége pour ce néceffaires. A CES CAUSES, voulant favorablement traiter l'Expofant, Nous lui avons permis & permettons par ces Préfentes, de faire
imprimer fon dit Ouvrage autant de fois que bon
lui femblera, & de le faire vendre & débiter
par tout notre Royaume *pendant le tems de fix*
années confécutives, à compter du jour de la
date des Préfentes ; Faifons défenfes à tous Imprimeurs, Libraires & autres perfonnes de quelques qualité & condition qu'elles foient d'en
introduire d'impreffion étrangère dans aucun
lieu de notre obéiffance, comme auffi d'imprimer ou faire imprimer, vendre, faire vendre, débiter, ni contrefaire ledit Ouvrage,
ni d'en faire aucun Extrait, fous quelque
prétexte que ce puiffe être, fans la permiffion
expreffe & par écrit dudit Expofant, ou de
ceux qui auront droit de lui ; à peine de con-
fifcation des Exemplaires contrefaits, de trois
mille livres d'amende contre chacun des Contrevenans, dont un tiers à Nous, un tiers à
l'Hôtel-Dieu de Paris, & l'autre tiers audit
Expofant, ou à celui qui aura droit de lui, &
de tous dépens, dommages & intérêts : A la
charge que ces Préfentes feront enregiftrées tout
au long fur le Regiftre de la Communauté des
Imprimeurs & Libraires de Paris, dans trois

mois de la datte d'icelles ; que l'impreſſion dudit Ouvrage ſera faite dans notre Royaume, &
non ailleurs, en bon papier & beaux caractères,
conformément à la feuille imprimée attachée
pour modéle ſous le contre-ſcel des Préſentes ;
que l'Impétrant ſe conformera en tout aux Ré-
glemens de la Librairie, & notament à celui
du 10 Avril 1725 ; qu'avant de l'expoſer en
vente, le Manuſcrit qui aura ſervi de Copie à
l'impreſſion dudit Ouvrage, ſera remis dans
le même état où l'Approbation y aura été donnée ès mains de notre très-cher & féal Cheva-
lier & Chancelier de France le ſieur DE LA
MOIGNON, & qu'il en ſera enſuite remis deux
Exemplaires dans notre Bibliothéque publique,
un dans celle de notre Château du Louvre,
un dans celle dudit Sieur DE LA MOIGNON,
& un dans celle de notre très-cher & féal Che-
valier, Garde des Sceaux de France le Sieur
FEYDEAU DE BROU, le tout à peine de nullité
des Préſentes ; du contenu deſquelles vous man-
dons & enjoignons de faire jouir ledit Expoſant
& ſes ayans cauſes, pleinement & paiſiblement,
ſans ſouffrir qu'il leur ſoit fait aucun trouble
ou empêchement. Voulons que la Copie des
Préſentes, qui ſera imprimée tout au long au
commencement ou à la fin dudit Ouvrage, ſoit
tenue pour duement ſignifiée ; & qu'aux Copies
collationnées par l'un de nos Amés & féaux
Conſeillers Secrétaires, foi ſoit ajoutée, comme
à l'Original. Commandons au premier notre
Huiſſier ou Sergent ſur ce requis, de faire pour
l'exécution d'icelles, tous Actes requis & néceſſaires, ſans demander autre permiſſion, &
nonobſtant clameur de Haro, Charte Norman-
de, & Lettres à ce contraires. Car tel eſt notre

plaisir. Donné à Paris le *cinquième* jour du mois d'Octobre, l'an de grace mil sept cent soixante-deux, & de notre Régne le quarante-huitiéme. Par le Roi en son Conseil.

Signé LE BEGUE.

Regiſtré ſur le Regiſtre XV. de la Chambre Royale & Syndicale des Libraires & Imprimeurs de Paris, N°. 743. folio 326. conformément au Réglement de 1723, qui fait défenſes, art. 41. à toutes Perſonnes de quelques qualité & condition qu'elles ſoient, autres que les Libraires & Imprimeurs de vendre, débiter & faire afficher aucuns Livres pour les vendre en leurs noms, ſoit qu'ils s'en diſent les Auteurs ou autrement ; & à la charge de fournir à la ſuſdite Chambre neuf Exemplaires preſcrits par l'article 108. du même Réglement. A Paris ce 1. Octobre 1762.

Signé, LE BRETON, Syndic.

ERRATA.

Pages 14, ligne première, Tranquillinus, liſez * Tranquillinus.

page 51, lign. dernière, page 36, liſ. page 136.

page 17, lign. quatrième, ſa ſéduction, liſ. la ſéduction.

page 87, lign. douzième, Patiſius artibus, liſ. in artibus.

page 95, lign. quinziéme, maximè, liſ. maximæ.

page 100, lign. vingt-trois, pour lors, liſ. dès lors.

page 116, lign. douzième, Cachalo, liſ. Cachalago.

Ibidem, Note (b) doit, liſ. peut.

page 161, lign. quinziéme, avoit, liſ. aura.

page 170, lign. ſeconde, fleuriſſantes, liſ. floriſſantes.

page 193, lign. vingt-quatre, enuſti, liſ. exuſti.

De l'Imprimerie de LOTTIN l'Aîné, 1762.